Silenzia i Pensieri: Guida per Donne alla Riscoperta di Sé

Crescita Personale

Giuseppe Agia

Copyright © 2023 Giuseppe Agia

SOMMARIO

"L'Arte di Smettere di Pensare Troppo"

Nella frenetica danza della vita moderna, sembra quasi un lusso irraggiungibile fermarsi, prendere una pausa e concedersi un'interruzione mentale. Tuttavia, riconoscere il potere di un'interruzione mentale è il primo passo per riappropriarsi del controllo della propria mente e sperimentare una profonda tranquillità.

Quando parliamo di un'interruzione mentale, non intendiamo solo mettere in pausa le attività esterne, ma anche dare tregua al flusso incessante dei pensieri. È come premere il tasto "pausa" su una videocassetta mentale che continua a riprodurre scenari passati o a immaginare possibili scenari futuri. Questo atto di fermarsi può sembrare controbilanciare la tendenza dell'umanità a cercare sempre il progresso e l'attività continua. Ma è proprio in queste pause che si nasconde un potere straordinario.

L'interruzione mentale ci permette di rallentare e di riconnetterci con il momento presente. Mentre la nostra mente è costantemente alla ricerca del prossimo passo o dell'obiettivo successivo, spesso perdiamo di vista il qui e ora. L'interruzione mentale è un atto di gentilezza verso noi stessi, un modo per dire alla mente di prendersi un respiro e godersi il momento presente, indipendentemente da ciò che ci circonda.

Un'interruzione mentale può assumere molte forme: dal semplice atto di chiudere gli occhi e respirare profondamente, a dedicarsi a una breve camminata nella natura o a praticare la meditazione. Questi momenti di pausa possono essere ancorati a routine quotidiane, come una tazza di tè consumata con attenzione o una pausa di riflessione prima di iniziare la giornata. Questi spazi, anche se brevi, ci permettono di allentare la morsa dei pensieri frenetici e di trovare un rifugio di quiete interiore.

Ma qual è esattamente il potere di un'interruzione mentale? In primo luogo, ci offre la prospettiva. Mentre l'interruzione mentale ci separa dal flusso incessante dei pensieri, ci permette di osservarli da una distanza, come un osservatore neutrale. Questo atto di distanziamento può rivelare quanto spesso i nostri pensieri siano legati a preoccupazioni o dettagli irrilevanti. Possiamo iniziare a chiederci: "Questo pensiero è veramente importante? Contribuisce al mio benessere o mi trascina in una spirale di ansia?"

In secondo luogo, un'interruzione mentale ci consente di ricaricare le nostre energie mentali ed emotive. È come mettere il telefono in carica dopo che la batteria è quasi esaurita. Attraverso momenti di pausa, possiamo ristabilire un senso di calma e di chiarezza, rinforzando la nostra capacità di affrontare le sfide con una mente più lucida.

Inoltre, l'interruzione mentale ci collega al nostro intuito interiore. Spesso, nella frenesia della vita, ignoriamo i segnali del nostro corpo e della nostra mente. Ma quando ci concediamo delle pause, possiamo ascoltare ciò che il nostro intuito ci sta comunicando. Ciò che potremmo scoprire è che il nostro intuito sa spesso cosa è meglio per noi, ma abbiamo bisogno di spazio per ascoltarlo.

Infine, l'interruzione mentale ci offre una scappatoia dalla trappola dei pensieri negativi e dell'ansia. Quando ci immergiamo nei pensieri senza fine, spesso finiamo per magnificare i nostri problemi e le nostre preoccupazioni. L'interruzione mentale ci permette di spezzare questo circolo vizioso, di allontanarci dai pensieri ansiosi e di ritornare al momento presente, dove spesso scopriamo che le cose non sono così gravi come sembravano.

In conclusione, riconoscere il potere di un'interruzione mentale è come scoprire un'isola di calma nel mare tempestoso dei pensieri. È un atto di gentilezza verso noi stessi, un regalo che possiamo darci ogni giorno per riconnetterci con la pace interiore. Attraverso l'interruzione mentale, possiamo ottenere prospettiva, ricaricare le energie, ascoltare il nostro intuito e allontanarci dall'ansia. È un invito a prendere una boccata d'aria fresca nella corsa frenetica della vita e a trovare la tranquillità che risiede dentro di noi.

Nel mondo in cui siamo immersi, il silenzio sembra diventare sempre più raro. Le nostre giornate sono riempite da rumori, voci, suoni e distrazioni, che spesso ci lasciano con una sensazione di sovraffollamento mentale. Tuttavia, abbracciare la bellezza del silenzio interiore può aprirci le porte a un mondo di pace, consapevolezza e connessione con noi stessi.

Il silenzio interiore non è solo la mancanza di rumore esterno, ma è un regno di tranquillità che risiede nel profondo della nostra coscienza. È uno stato in cui le onde dei pensieri si placano e ci immergiamo in un oceano di serenità. Quando abbracciamo questo silenzio, ci ritroviamo a condividere un dialogo con il nostro io più autentico, senza le interferenze della confusione mentale.

Uno dei modi più potenti per abbracciare la bellezza del silenzio interiore è attraverso la pratica della meditazione. Sedersi in silenzio, concentrarsi sul respiro e lasciar andare i pensieri è come creare uno spazio sacro in cui la mente può riposare. È un atto di auto-amore che ci permette di allontanarci dal frastuono della vita e di immergerci in un'oasi di calma.

La meditazione ci insegna a essere presenti nel momento presente, a essere testimoni consapevoli dei pensieri che emergono senza giudizio. Invece di fuggire dal silenzio o cercare di riempirlo con distrazioni, ci apriamo alla profonda saggezza che può emergere da questa tranquillità. È come mettersi in ascolto di una voce interiore che spesso viene soffocata dal caos esterno.

Ma il silenzio interiore non è solo una pratica isolata; può essere integrato nella nostra vita quotidiana. Possiamo abbracciare il silenzio anche in momenti apparentemente banali, come una passeggiata solitaria in natura o un momento di riflessione al mattino presto. Questi momenti ci permettono di connetterci con il ritmo naturale della vita, di osservare il mondo intorno a noi senza il filtro costante dei pensieri.

Inoltre, abbracciare il silenzio interiore ci offre l'opportunità di ascoltare noi stessi con compassione. Spesso, ci trasciniamo dietro un dialogo interiore critico e auto-punitivo. Ma quando ci immergiamo nel silenzio, possiamo avvicinarci a noi stessi con gentilezza e cura. Possiamo imparare a rispettare i nostri bisogni, a riconoscere le nostre paure e a coltivare una relazione amorevole con il nostro essere interno.

Il silenzio interiore ha anche il potere di connetterci con gli altri in modo più profondo. Quando ci sintonizziamo sul silenzio interiore, diventiamo più attenti agli altri e alle loro esigenze. Attraverso la consapevolezza silenziosa, possiamo ascoltare con più attenzione, senza interrompere o giudicare. Questa connessione profonda crea spazi di intimità e comprensione nelle relazioni.

Inoltre, il silenzio interiore ci offre un santuario di pace in mezzo alla tempesta della vita. Quando ci troviamo di fronte a sfide e difficoltà, possiamo attingere a questa riserva di tranquillità per trovare la forza e la resilienza di cui abbiamo bisogno. Il silenzio diventa un rifugio, un luogo di ricarica e riflessione che possiamo visitare ogni volta che ne sentiamo il bisogno.

In conclusione, abbracciare la bellezza del silenzio interiore è come aprire una finestra verso la nostra essenza più profonda. È un atto di coraggio che ci permette di staccarci dal frastuono del mondo esterno e di immergerci in un'esperienza di pace e consapevolezza. Nel silenzio, troviamo una connessione autentica con noi stessi, con gli altri e con la saggezza interiore che risiede in ognuno di noi. È un invito a esplorare i regni dell'anima, a lasciarci ispirare dalla calma e a scoprire che nel silenzio possiamo trovare una profonda pienezza.

Nella corsa frenetica della vita moderna, sembra che ogni momento sia destinato a essere riempito da impegni, attività e responsabilità. Tuttavia, coltivare momenti di pausa nella routine quotidiana è un atto di ribellione contro questa frenesia, una dichiarazione di intenzione di riscoprire la ricchezza del momento presente e di alimentare la nostra salute mentale ed emotiva.

La routine quotidiana può spesso diventare una sorta di corsa ad ostacoli, in cui saltiamo da un impegno all'altro senza prendere il tempo di fermarci e riflettere. In questa corsa, rischiamo di perdere di vista la nostra connessione con noi stessi e con il mondo che ci circonda. Coltivare momenti di pausa ci permette di uscire da questa corsa e di riconnetterci con la quiete interiore che spesso sfugge.

Un modo efficace per coltivare momenti di pausa è incorporarli nella routine quotidiana. Potrebbe essere una pausa di riflessione al mattino presto, prima che la giornata prenda il sopravvento, o una breve meditazione durante la pausa pranzo. Questi momenti diventano come oasi di tranquillità nel deserto della giornata, momenti in cui possiamo respirare profondamente e rimetterci in contatto con noi stessi.

Inoltre, l'arte di coltivare momenti di pausa non richiede necessariamente molto tempo. Anche cinque minuti di respirazione consapevole o di stretching possono fare la differenza nel nostro stato mentale ed emotivo. È un invito a dare importanza anche ai piccoli intervalli di tempo, poiché sono in questi momenti che possiamo trovare la calma che stiamo cercando.

Coltivare momenti di pausa non significa necessariamente isolarsi dal mondo esterno, ma piuttosto ritagliarsi uno spazio di tranquillità in mezzo alle attività. Potremmo scegliere di goderci una tazza di tè con consapevolezza, sentendo il calore della bevanda nelle mani e il suo sapore nei nostri sensi. O potremmo fare una breve passeggiata all'aperto, notando la bellezza della natura intorno a noi. Questi momenti di consapevolezza ci aiutano a ancorarci nel momento presente e ad allontanarci dallo stress e dalla fretta.

Coltivare momenti di pausa nella routine quotidiana ha anche un impatto positivo sulla nostra produttività e creatività. Quando ci prendiamo il tempo di distaccarci dalle attività e dai pensieri incessanti, diamo alla nostra mente la possibilità di rigenerarsi. È come riavviare un computer che ha rallentato a causa di troppi programmi in esecuzione. Dopo una pausa, la mente può tornare più chiara e focalizzata, pronta ad affrontare le sfide con maggiore efficienza.

Inoltre, i momenti di pausa possono fungere da ponte tra gli impegni della vita quotidiana e il nostro mondo interiore. Sono spazi in cui possiamo esplorare i nostri pensieri, emozioni e stati d'animo senza giudizio. Invece di reprimere o evitare ciò che proviamo, possiamo sfruttare questi momenti per accogliere e accettare ciò che emerge. Questa accettazione ci aiuta a sviluppare una relazione più amorevole con noi stessi.

Coltivare momenti di pausa nella routine quotidiana richiede un certo grado di consapevolezza e impegno. Potremmo dover pianificare questi momenti e fare un impegno a rispettarli. Inoltre, potrebbe essere utile trovare un luogo tranquillo o creare un ambiente rilassante per favorire la quiete interiore. Con il tempo, queste pause diventeranno una parte essenziale della nostra giornata, un dono che ci diamo per nutrire la nostra mente e il nostro spirito.

In conclusione, coltivare momenti di pausa nella routine quotidiana è un atto di amore verso noi stessi. È una dichiarazione che il nostro benessere mentale ed emotivo merita attenzione e cura. Attraverso questi momenti di pausa, possiamo riconnetterci con la bellezza del momento presente, rigenerare la nostra mente, accogliere noi stessi senza giudizio e scoprire una sensazione di pace che va al di là delle frenetiche attività della vita quotidiana. Sono questi momenti di pausa che ci ricordano che c'è un mondo di tranquillità dentro di noi, a cui possiamo accedere in qualsiasi momento, indipendentemente da ciò che accade intorno a noi.

"Ruminazione: La Trappola Mentale delle Donne"

Nel labirinto della mente umana, la ruminazione si annida come un ingegnoso trappolatore di pensieri, pronto a catturarci in un ciclo vorticoso di preoccupazioni e riflessioni senza fine. Esplorare questo ciclo è fondamentale per comprendere come la ruminazione possa esercitare un impatto così profondo sulla nostra salute mentale ed emotiva.

La ruminazione può essere paragonata a una trappola mentale in cui i pensieri negativi vengono catturati, moltiplicati e amplificati. È come se la mente si attorcigliasse attorno a una preoccupazione o a un problema, rigirandolo in ogni possibile direzione senza mai trovare una soluzione soddisfacente. Questo ciclo vorticoso è spesso alimentato dalla tendenza umana a cercare spiegazioni dettagliate e complete per le situazioni che ci preoccupano.

Il ciclo vorticoso della ruminazione può avere inizio da una piccola scintilla di preoccupazione. Potrebbe essere un commento insignificante da parte di qualcuno o un errore apparentemente irrilevante che abbiamo commesso. Tuttavia, invece di lasciar andare questi pensieri, la mente inizia a elaborarli in modo ossessivo. Cominciamo a chiederci "Cosa ho fatto di sbagliato?" o "Cosa penseranno gli altri di me?"

A mano a mano che ci immergiamo in questa spirale di pensieri, il ciclo diventa sempre più intenso. Iniziamo a cercare prove che confermino le nostre paure, indagando su ogni dettaglio possibile per dimostrare che le nostre preoccupazioni sono giustificate. Ciò può portare a un aumento dell'ansia, poiché ci immergiamo sempre più profondamente nella ruminazione.

Il ciclo vorticoso della ruminazione può anche ingannarci facendoci credere che stiamo lavorando su una soluzione. Pensiamo che riflettere costantemente su un problema possa portarci a trovare una via d'uscita. Tuttavia, ciò che spesso accade è che rimaniamo intrappolati nella stessa trappola mentale, senza riuscire a vedere oltre la nostra preoccupazione.

Inoltre, la ruminazione può avere un impatto negativo sulla nostra autostima. Mentre riflettiamo in modo ossessivo su situazioni passate o sulle parole altrui, possiamo finire per giudicarci in modo eccessivamente severo. Ci flagelliamo per ogni errore o percezione di insuccesso, perdendo di vista il quadro generale delle nostre reali capacità e qualità.

Ma cosa possiamo fare per uscire da questo ciclo vorticoso? La consapevolezza è la prima chiave. Diventare consapevoli della ruminazione è il primo passo per interrompere questo circolo vizioso. Quando ci rendiamo conto che siamo intrappolati nella ruminazione, possiamo iniziare a distanziarci da essa e a osservarla senza giudizio.

Un'altra strategia è quella di sfidare i pensieri negativi che alimentano la ruminazione. Possiamo chiederci se ci sono prove concrete che supportano i nostri pensieri o se ci stiamo semplicemente facendo prendere dal ciclo della paura. Sfidando i pensieri negativi, possiamo iniziare a sminuire il potere della ruminazione.

Inoltre, possiamo allenare la nostra mente a concentrarsi sul presente. La ruminazione è spesso legata a eventi passati o futuri. Attraverso la pratica della mindfulness e del vivere nel momento presente, possiamo ridurre la frequenza con cui ci agganciamo a pensieri negativi e ossessivi.

Infine, cercare il supporto di amici, familiari o professionisti può essere un passo importante per affrontare la ruminazione. Parlando delle nostre preoccupazioni e delle emozioni che ci trascinano nel ciclo vorticoso, possiamo ottenere una prospettiva esterna e ricevere il sostegno necessario per affrontare queste sfide.

In conclusione, esplorare il ciclo vorticoso della ruminazione è fondamentale per comprendere come questa trappola mentale possa tenerci prigionieri. Riconoscere il suo inizio, il suo sviluppo e il suo impatto sulla nostra salute mentale ed emotiva ci dà la possibilità di interrompere questo ciclo. Attraverso la consapevolezza, la sfida dei pensieri negativi, la pratica della mindfulness e il supporto, possiamo liberarci dalla ruminazione e vivere con una maggiore chiarezza e serenità.

Nel vasto panorama della mente umana, i modelli di pensiero ripetitivi agiscono come scie incise nel terreno, tracciando rotte familiari che spesso ci conducono verso l'abisso della ruminazione e dell'ansia. Identificare questi schemi è essenziale per spezzare il ciclo e intraprendere un viaggio di auto scoperta e guarigione.

I modelli di pensiero ripetitivi sono come strade ben battute nella nostra mente, che spesso percorriamo senza nemmeno rendercene conto. Questi schemi possono manifestarsi in diverse forme, come l'autocritica costante, il catastrofismo o il pensiero nero-bianco. Ci troviamo a rivisitare gli stessi tipi di pensieri in situazioni diverse, senza considerare alternative o prospettive più ampie.

Un passo fondamentale per identificare i modelli di pensiero ripetitivi è l'auto-osservazione consapevole. Diventare un osservatore attento dei nostri pensieri ci permette di individuare i cicli che si ripetono. Possiamo chiederci: "Quali sono i tipi di pensieri che ritornano spesso nella mia mente?" "C'è un modo in cui reagisco costantemente a determinate situazioni?" Queste domande ci guidano nell'esplorazione dei nostri schemi mentali.

Inoltre, l'analisi delle emozioni può fornire preziose indicazioni sui modelli di pensiero ripetitivi. Spesso, le emozioni intense e persistenti sono il risultato diretto di certi schemi di pensiero. Ad esempio, se ci ritroviamo costantemente preoccupati e ansiosi riguardo al futuro, potremmo trovarci in un ciclo di pensiero catastrofico. Identificando le emozioni che emergono regolarmente, possiamo risalire ai modelli di pensiero che le stanno alimentando.

Un altro strumento utile è la tenuta di un diario di pensieri. Annotare i nostri pensieri durante il corso della giornata ci permette di osservarli da una prospettiva più distante. Possiamo identificare schemi ricorrenti, notare le situazioni che li scatenano e osservare come ci sentiamo a causa di questi pensieri. Questa pratica di auto-osservazione può rivelarsi illuminante e ci aiuta a comprendere meglio la nostra mente.

Identificare i modelli di pensiero ripetitivi richiede anche un confronto con la realtà. Spesso, questi schemi sono basati su convinzioni irrazionali o distorte. Possiamo sfidare questi pensieri chiedendoci: "C'è una prova concreta che supporta questo pensiero?" "Ci sono alternative possibili?" Ad esempio, se tendiamo a prevedere sempre il peggio, possiamo chiederci se ciò che immaginiamo corrisponde effettivamente alla realtà.

Una volta che abbiamo identificato i modelli di pensiero ripetitivi, possiamo intraprendere il lavoro di ristrutturazione cognitiva. Questo processo implica la sostituzione dei pensieri negativi e dannosi con pensieri più realistici e costruttivi. Ad esempio, se ci accorgiamo di avere una prospettiva sempre catastrofica, possiamo esercitarci a trovare prove che supportino una visione più equilibrata.

Inoltre, possiamo adottare un atteggiamento di gentilezza verso noi stessi. Spesso, i modelli di pensiero ripetitivi sono radicati nella critica interna e nell'auto castigo. Invece di giudicarci duramente, possiamo imparare a trattarci con la stessa gentilezza che riserveremmo a un amico in difficoltà. Questo atteggiamento compassionevole ci aiuta a rompere il ciclo di pensieri negativi.

Infine, l'identificazione e la comprensione dei modelli di pensiero ripetitivi possono essere potenti strumenti di trasformazione personale. Quando diventiamo consapevoli di come la nostra mente opera, otteniamo il potere di cambiare il corso delle nostre riflessioni. Possiamo imparare a indirizzare la nostra attenzione verso pensieri più costruttivi e a liberarci dalle catene dei modelli mentali che ci trascinano giù.

In conclusione, identificare i modelli di pensiero ripetitivi è un passo fondamentale per rompere il ciclo della ruminazione e dell'ansia. Attraverso l'auto-osservazione consapevole, l'analisi delle emozioni, la tenuta di un diario di pensieri e la sfida delle convinzioni irrazionali, possiamo individuare gli schemi che ci intrappolano. La ristrutturazione cognitiva, l'adozione di un atteggiamento compassionevole e la trasformazione personale ci guidano verso una mente più libera e resiliente, in cui possiamo coltivare pensieri più positivi e costruttivi. Con questo nuovo livello di consapevolezza e empowerment, possiamo abbracciare il potere di cambiare la nostra relazione con la mente e coltivare una maggiore serenità interiore.

La ruminazione, con la sua capacità di avvolgere la mente in un vortice incessante di pensieri negativi, ha un impatto profondo sull'autostima. Questo ciclo di riflessioni ossessive può minare la fiducia in sé stessi, influenzare l'immagine che abbiamo di noi e alimentare un senso persistente di insoddisfazione. Riconoscere come la ruminazione influenzi l'autostima è il primo passo per liberarci da questa trappola mentale e coltivare un amorevole rapporto con noi stessi.

La ruminazione è come un magnificatore che ingrandisce i nostri difetti e le nostre incertezze. Quando ci immergiamo in questo ciclo, tendiamo a concentrarci solo su ciò che percepiamo come negativo. I nostri errori, le nostre mancanze e le situazioni in cui ci sentiamo inadeguati diventano i protagonisti indiscussi dei nostri pensieri. Questo costante rielaborare dei nostri aspetti negativi contribuisce a erodere gradualmente la nostra autostima.

Inoltre, la ruminazione ci porta spesso a giudicarci duramente e senza pietà. Ci colpevolizziamo per le scelte passate, per gli errori commessi e per le situazioni che non abbiamo potuto controllare. Questo giudizio incessante e auto-punitivo fa sì che la nostra autostima subisca un colpo ancora più duro. Ci percepiamo come inadeguati, inetti e incapaci di far fronte alle sfide della vita.

La ruminazione crea un circolo vizioso in cui l'autostima si abbassa sempre di più. I pensieri negativi si rinforzano a vicenda, alimentando l'ansia, il senso di colpa e la sensazione di inadeguatezza. Questo ciclo diventa come un filtro attraverso il quale vediamo noi stessi e il mondo. Le prospettive positive vengono oscurate, mentre le insicurezze e le paure prendono il sopravvento.

Un altro modo in cui la ruminazione influisce sull'autostima è attraverso la comparazione con gli altri. Mentre riflettiamo costantemente sui nostri difetti e insicurezze, tendiamo a idealizzare gli altri, creando un divario sempre più grande tra ciò che crediamo di essere e ciò che crediamo che gli altri siano. Questo divario alimenta il senso di inadeguatezza e di inferiorità.

Riconoscere come la ruminazione influenzi l'autostima è fondamentale per spezzare questo ciclo distruttivo. La prima chiave è l'auto-consapevolezza. Diventare consapevoli di quando siamo intrappolati nella ruminazione e di come questa influenzi la nostra autostima è il primo passo per liberarci da essa. Possiamo chiederci: "Come mi sento dopo aver passato del tempo a riflettere su questo pensiero negativo?" "Come cambia la mia percezione di me stesso quando cado nella trappola della ruminazione?"

Un altro passo importante è sfidare i pensieri negativi e il giudizio interno. Possiamo interrogare la validità di questi pensieri chiedendoci: "Ci sono prove concrete che supportano questa percezione negativa di me stesso?" "Sto esagerando o semplificando troppo la situazione?" Sfidare questi pensieri distorti ci permette di smantellare il loro potere sulla nostra autostima.

Inoltre, possiamo adottare un atteggiamento compassionevole verso noi stessi. Riconoscere che tutti commettiamo errori, che abbiamo debolezze e che possiamo crescere è fondamentale per costruire una solida autostima. Trattarci con gentilezza e compassione ci aiuta a bilanciare le critiche interne e a coltivare una visione più equilibrata di noi stessi.

Un'altra strategia è quella di concentrarsi sui nostri successi e realizzazioni. La ruminazione tende a farci dimenticare i momenti in cui abbiamo avuto successo, i traguardi raggiunti e le sfide superate. Mantenere un registro di questi successi può fungere da antidoto alla tendenza a concentrarsi solo sui lati negativi di noi stessi.

In conclusione, riconoscere come la ruminazione influenzi l'autostima è il primo passo per liberarci da questa trappola mentale e coltivare una visione più amorevole di noi stessi. La ruminazione amplifica i pensieri negativi, ci fa giudicare duramente e crea un circolo vizioso che mina gradualmente la nostra autostima. Attraverso l'auto-consapevolezza, la sfida dei pensieri negativi, l'adozione di un atteggiamento compassionevole e il focus sui successi, possiamo cambiare il rapporto con noi stessi. Col tempo, possiamo liberarci dalla morsa della ruminazione e coltivare un'autostima solida, basata su una visione equilibrata e amorevole di chi siamo.

Ritrovare la Semplicità: Respira e Lascia Andare

Nel tumulto della vita moderna, in cui ci troviamo spesso immersi in una frenesia di attività e pensieri incessanti, il respiro consapevole si erge come un potente alleato per creare spazio mentale e ritrovare la quiete interiore. Questa pratica millenaria offre un rifugio di calma nel mezzo della tempesta dei nostri pensieri e ci aiuta a coltivare una maggiore consapevolezza del momento presente.

Il respiro è uno dei processi vitali più essenziali, ma spesso lo consideriamo scontato. Invece, il respiro consapevole ci invita a entrare in contatto con questo ritmo naturale, a dedicargli attenzione e ad abbracciarlo come una fonte di serenità. Questa pratica non richiede strumenti o spazi particolari; può essere svolta ovunque e in qualsiasi momento, rendendola una preziosa risorsa per creare spazio mentale anche nelle giornate più caotiche.

Iniziare la pratica del respiro consapevole può essere semplice come sedersi in un luogo tranquillo, chiudere gli occhi e portare l'attenzione al proprio respiro. Osserviamo il flusso dell'aria mentre entra ed esce dalle narici, sentiamo l'espansione e la contrazione del petto e dell'addome. Inizialmente, la mente potrebbe divagare, ma l'obiettivo non è bloccare i pensieri, bensì portare dolcemente l'attenzione di nuovo al respiro.

Il respiro diventa il nostro punto di ancoraggio nel presente. Mentre pratichiamo il respiro consapevole, ci rendiamo conto che i pensieri sono come nuvole che attraversano il cielo della nostra mente. Possiamo osservarli, ma non ci attacchiamo a essi. Questa consapevolezza ci aiuta a creare distanza tra noi stessi e i pensieri, permettendo al nostro spazio mentale di allargarsi.

Questa pratica ci insegna anche ad abbracciare il silenzio interiore. Spesso, i pensieri inarrestabili riempiono la nostra mente, lasciandoci poco spazio per la riflessione e la calma. Il respiro consapevole ci offre un'opportunità di coltivare un silenzio interiore, un momento di pausa in cui possiamo distanziarci dalla frenesia e trovare riposo nella quiete.

Oltre a creare spazio mentale, il respiro consapevole ha un impatto positivo sul nostro benessere emotivo. Mentre siamo immersi nella pratica, la mente si calma e le emozioni trovano un equilibrio. Attraverso il respiro, possiamo rilasciare tensioni, ansie e stress accumulati nel corpo e nella mente. Ciò ci porta a una sensazione di leggerezza e serenità.

Il respiro consapevole è anche un potente antidoto alle distrazioni. Viviamo in un'era in cui siamo costantemente bombardati da stimoli esterni, dagli smartphone ai social media. Questa costante stimolazione può rendere difficile concentrarsi e coltivare la concentrazione. La pratica del respiro consapevole ci insegna ad addestrare la mente a restare presente e focalizzata, aumentando così la nostra capacità di concentrarci su ciò che conta davvero.

Un altro vantaggio del respiro consapevole è la sua portabilità. Non richiede attrezzature speciali né lunghi periodi di tempo. Possiamo infondere consapevolezza nella nostra giornata, anche durante le attività quotidiane. Possiamo praticare il respiro consapevole mentre camminiamo, mentre mangiamo o mentre aspettiamo in fila. Questo ci aiuta a creare spazi di tranquillità in mezzo alla routine frenetica.

Infine, il respiro consapevole ci connette con il nostro essere interiore. Ci ricorda che la calma, la pace e la serenità sono già presenti in noi. Non dobbiamo cercarle altrove, bensì possiamo ritrovare queste qualità in ogni respiro che prendiamo. Il respiro diventa un ponte tra il mondo esterno e il nostro mondo interiore, un ricordo costante della nostra capacità di trovare equilibrio e quiete.

In conclusione, il respiro consapevole è un'ancora di stabilità nel flusso tumultuoso dei nostri pensieri. Attraverso questa pratica semplice ma profonda, possiamo creare spazio mentale, riconnetterci con il presente e coltivare la serenità interiore. Il respiro consapevole ci insegna a osservare senza giudizio, a ritrovare il silenzio interiore e a trovare una fonte di calma in mezzo al caos. È una pratica che ci accompagna ovunque andiamo, un dono che possiamo sempre attingere per nutrire la nostra mente e il nostro spirito.

Nel mondo frenetico in cui viviamo, l'idea di lasciar andare il controllo può sembrare controintuitiva. Tuttavia, sperimentare la liberazione nel rilasciare il bisogno di controllare ogni aspetto della vita è un passo significativo verso la pace interiore e la serenità. Questo concetto può sfidare le nostre convinzioni profonde, ma può anche rivelarsi una via per trovare una maggiore leggerezza e gioia nella nostra esperienza quotidiana.

Il desiderio di controllo deriva spesso dalla paura e dalla necessità di prevedere e gestire ogni eventualità. Vogliamo che tutto segua un piano ben definito, che ogni tassello del puzzle sia al suo posto. Tuttavia, questa ricerca frenetica di controllo può lasciarci esausti e stressati, poiché la vita è inevitabilmente imprevedibile e piena di incertezze.

Lasciar andare il controllo non significa abbandonare completamente la responsabilità o diventare passivi nei confronti della vita. In realtà, si tratta di abbracciare un atteggiamento di flessibilità e accettazione. Significa essere aperti ai cambiamenti e alle sfide che la vita ci presenta, invece di resistere o cercare di controllarle in modo ossessivo.

Sperimentare la liberazione nel lasciar andare il controllo richiede una profonda fiducia in sé stessi e nella vita. Implica riconoscere che non possiamo controllare tutto ciò che accade intorno a noi, ma possiamo controllare la nostra reazione agli eventi. Questo ci dà un senso di potere interno, poiché possiamo scegliere come affrontare le situazioni senza doverne avere il controllo assoluto.

Una pratica utile per sperimentare questa liberazione è la meditazione sulla fiducia. Durante la meditazione, possiamo visualizzare noi stessi mentre lasciamo andare il controllo e ci affidiamo al flusso della vita. Possiamo immaginare che un fiume ci porti dolcemente avanti, e noi ci rilassiamo nelle sue acque, lasciando che ci conduca verso destinazioni sconosciute ma potenzialmente meravigliose.

Inoltre, possiamo esplorare le radici del nostro desiderio di controllo. Cosa temiamo realmente se perdiamo il controllo? Forse temiamo il fallimento, la delusione o l'incertezza. Riconoscere queste paure ci permette di affrontarle e di sviluppare strategie per affrontarle in modo più sano e costruttivo. Spesso, scopriremo che il controllo è una risposta alla paura, e lasciarlo andare diventa un passo verso la liberazione da queste paure.

Un'altra dimensione importante è la pratica dell'accettazione. Accettare ciò che è, senza giudizio o resistenza, è un atto di liberazione in sé. Accettare che la vita è piena di incertezze e che non possiamo prevedere tutto ciò che accadrà ci libera dall'ansia e ci permette di godere di ogni momento senza il peso del controllo.

Sperimentare la liberazione nel lasciar andare il controllo può rivelarsi un processo graduale. Possiamo iniziare con piccoli passi, lasciando che piccole situazioni si svolgano senza interventi e osservando come ci sentiamo. Con il tempo, possiamo estendere questa pratica a sfide più grandi, scoprendo che spesso il rilascio del controllo porta a risultati sorprendentemente positivi.

In conclusione, sperimentare la liberazione nel lasciar andare il controllo è un atto di coraggio e fiducia in sé stessi. Richiede l'abbandono delle aspettative rigide e la volontà di abbracciare la fluidità e l'imprevedibilità della vita. Non si tratta di rinunciare alla responsabilità, ma di trovare un equilibrio tra l'azione e l'accettazione. Questa pratica ci insegna a essere più flessibili, ad affrontare le sfide con maggiore serenità e a trovare gioia nel flusso naturale della vita. Con il tempo, scopriremo che sperimentare la liberazione nel lasciar andare il controllo ci porta a una profonda connessione con noi stessi, con gli altri e con il mondo che ci circonda.

In un mondo in cui siamo costantemente immersi in una frenetica corsa contro il tempo, creare routine quotidiane di riflessione è come un'oasi di calma e serenità. Questa pratica offre un modo tangibile per ritrovare la quiete interiore e coltivare una connessione più profonda con noi stessi. Attraverso momenti di riflessione regolari, possiamo allentare le tensioni accumulate e coltivare un senso di benessere duraturo.

Le routine quotidiane di riflessione possono assumere molte forme, ma l'elemento chiave è la consapevolezza. Si tratta di creare intenzionalmente spazi nella nostra giornata in cui possiamo staccare la spina dalle distrazioni esterne e rivolgere l'attenzione all'interno. Questi momenti di silenzio e riflessione ci permettono di rimettere in sintonia la mente e il corpo, ripristinando l'equilibrio interiore.

Un momento ideale per la riflessione è al mattino, appena svegli. Questo è un momento in cui la mente è ancora tranquilla e aperta alle nuove impressioni. Possiamo iniziare la giornata con alcuni minuti di meditazione o semplicemente sedendo in silenzio, osservando i nostri pensieri e le sensazioni del corpo. Questa pratica stabilisce il tono per la giornata, offrendo un'opportunità di iniziare in modo consapevole e calmo.

La riflessione può essere incorporata anche nei momenti di pausa durante la giornata. Invece di affrettarci da un'attività all'altra, possiamo concederci dei momenti di quiete. Può essere una passeggiata tranquilla, alcuni minuti di respirazione profonda o semplicemente sedersi con un tè caldo e osservare il mondo intorno a noi. Questi momenti di pausa diventano veri e propri atti di auto-cura, che ci aiutano a ritrovare l'equilibrio e la calma.

Un'altra pratica preziosa è la tenuta di un diario di riflessione. Scrivere i nostri pensieri, emozioni e riflessioni su base regolare ci offre uno spazio sicuro per esplorare il nostro mondo interiore. Possiamo annotare ciò che ci ha toccato durante la giornata, le emozioni che abbiamo provato e le scoperte che abbiamo fatto su noi stessi. Questo atto di scrittura ci permette di elaborare le esperienze e di trarre insegnamenti da esse.

La riflessione ci invita anche a esplorare le domande profonde. Possiamo porci domande come: "Come mi sento oggi?" "Quali sono le sfide che sto affrontando?" "Cosa mi rende davvero felice?" Queste domande ci spingono a scavare al di sotto della superficie e a connetterci con i nostri desideri, paure e aspettative più profondi.

Creare routine quotidiane di riflessione richiede un impegno costante, ma i benefici sono significativi. Questa pratica ci permette di staccare dalla corsa frenetica e di ritrovare un senso di presenza nel momento presente. Ci aiuta a sintonizzarci con noi stessi, a riconnetterci con le nostre esigenze e a coltivare la consapevolezza di ciò che è veramente importante nella nostra vita.

Inoltre, la riflessione regolare ci aiuta a tenere a bada lo stress e l'ansia accumulati. Spesso, ci troviamo così presi dalla routine quotidiana che non abbiamo il tempo di elaborare le emozioni e le tensioni che si accumulano. La pratica della riflessione ci dà uno spazio per esaminare queste emozioni, per dar loro voce e per rilasciarle, alleviando così il peso sulla nostra mente e sul nostro corpo.

La riflessione quotidiana ci aiuta anche a mantenere il focus sulle cose che contano davvero. Nella frenesia della vita moderna, è facile perdersi in dettagli insignificanti e dimenticare ciò che è veramente importante per noi. La riflessione ci permette di valutare ciò che sta accadendo nella nostra vita e di fare scelte consapevoli che ci guidino verso i nostri obiettivi e valori.

In conclusione, creare routine quotidiane di riflessione è un atto di gentilezza verso noi stessi. Questa pratica ci offre momenti di calma, consapevolezza e connessione con il nostro mondo interiore. Attraverso la meditazione, la scrittura, le pause e le domande profonde, possiamo coltivare una relazione più profonda con noi stessi e trovare la calma nel caos della vita. La riflessione ci insegna a prendere il controllo del nostro tempo e a trovare equilibrio e benessere interiore attraverso momenti di consapevolezza e riflessione.

"Autoconsapevolezza Empatica:
Comprendere le Tue Emozioni"

Nel corso delle nostre vite, siamo spesso condizionati a giudicare le emozioni come positive o negative. Sviluppare l'abilità di riconoscere le emozioni senza giudizio è un passo importante verso una maggiore consapevolezza di sé e verso la coltivazione di un rapporto più sano con le nostre esperienze emotive. Questo processo ci permette di abbracciare ogni emozione come una parte naturale della nostra esperienza umana e di imparare a trarre insegnamenti preziosi da esse.

Le emozioni sono messaggeri del nostro mondo interiore. Ogni emozione ha una funzione e un significato, anche se a volte potrebbe non essere immediatamente evidente. Ad esempio, la rabbia potrebbe segnalare un confine violato, la tristezza potrebbe indicare una perdita, e la gioia potrebbe riflettere un momento di gratitudine e connessione. Riconoscere le emozioni senza giudizio significa accoglierle tutte, indipendentemente dal loro contenuto.

Spesso, ci giudichiamo per le emozioni che proviamo. Ci sentiamo in colpa per la rabbia o per la tristezza, o pensiamo che la felicità debba essere costante per essere "giusta". Questo giudizio può portarci a reprimerle o a negarle, con conseguenze negative sulla nostra salute mentale e fisica. Sviluppare l'abilità di riconoscere le emozioni senza giudizio ci permette di spezzare questo ciclo e di accogliere le emozioni per quello che sono.

Un modo per praticare questa abilità è attraverso la mindfulness. Quando ci sentiamo un'emozione emergere, possiamo cercare di rimanere presenti e di osservare cosa sta accadendo nel nostro corpo e nella nostra mente. Senza cercare di cambiarla o giudicarla, possiamo semplicemente notare l'emozione, le sensazioni fisiche che la accompagnano e i pensieri che vengono con essa. Questo ci permette di avere una comprensione più profonda di come le emozioni si manifestano in noi.

La pratica della mindfulness ci insegna anche ad adottare un atteggiamento di accettazione. Accettare le emozioni non significa che dobbiamo piacerci quando siamo tristi o arrabbiati, ma che possiamo accogliere queste emozioni come parte del nostro vissuto senza giudizio. L'accettazione ci aiuta a lasciar andare la lotta interna contro le emozioni e a trovare spazio per osservarle con distacco.

Un altro aspetto cruciale nell'abilità di riconoscere le emozioni senza giudizio è la pratica della gentilezza verso sé stessi. Spesso, siamo più duri con noi stessi di quanto lo siamo con gli altri. Quando ci troviamo a sperimentare emozioni difficili, possiamo praticare l'autocompassione. Possiamo dire a noi stessi parole di conforto, come faremmo con un amico che sta attraversando un momento difficile. Questo ci aiuta a coltivare un rapporto amorevole con noi stessi anche quando ci sentiamo vulnerabili.

Inoltre, possiamo sperimentare un cambiamento nella percezione delle emozioni come "negative" o "positive". In realtà, ogni emozione ha il suo posto e il suo scopo nella nostra vita. Le emozioni che potremmo considerare "negative" spesso portano con sé opportunità di crescita e di apprendimento. Ad esempio, la tristezza può spingerci a riflettere sulla nostra situazione e a cercare sostegno, mentre la paura può attivare il nostro istinto di protezione. Sviluppare l'abilità di riconoscere le emozioni senza giudizio ci aiuta a cogliere queste opportunità e a vivere una vita più autentica.

In conclusione, sviluppare l'abilità di riconoscere le emozioni senza giudizio è un viaggio di auto-esplorazione e crescita personale. Questa pratica ci permette di abbracciare ogni emozione come una parte naturale e preziosa della nostra esperienza umana. Attraverso la mindfulness, l'accettazione e l'autocompassione, possiamo creare uno spazio mentale in cui le emozioni possono essere vissute senza la pressione del giudizio. Questo processo ci aiuta a coltivare una maggiore consapevolezza di sé, a sviluppare un rapporto più sano con le nostre emozioni e a vivere una vita più autentica e soddisfacente.

Lavorare sull'autoconsapevolezza è come scavare a fondo nel terreno della nostra mente e del nostro cuore, alla ricerca delle radici delle nostre emozioni. Questo processo di esplorazione interiore ci consente di comprendere meglio perché reagiamo in determinati modi ed è un passo cruciale verso una maggiore comprensione delle emozioni stesse. Attraverso l'autoconsapevolezza, possiamo scoprire le influenze nascoste che plasmano il nostro mondo emotivo e sviluppare una connessione più profonda con noi stessi.

Le emozioni non emergono dal nulla. Sono il risultato di una complessa interazione tra i nostri pensieri, le esperienze passate, le credenze e i condizionamenti. L'autoconsapevolezza ci invita a esaminare queste influenze e a cercare le radici delle nostre emozioni. Spesso, scopriamo che ciò che sembra essere una reazione immediata è in realtà il frutto di processi più profondi che operano nella nostra mente.

Una parte cruciale dell'autoconsapevolezza è l'ascolto attivo dei nostri pensieri. Quando sperimentiamo un'emozione intensa, possiamo prendere un momento per esaminare i pensieri che la accompagnano. Chiediamoci: "Quali sono le storie che mi sto raccontando?" "Quali credenze stanno plasmando questa emozione?" Questo ci aiuta a individuare i modelli di pensiero che possono contribuire alla nostra risposta emotiva.

Le esperienze passate giocano un ruolo significativo nelle emozioni che proviamo oggi. Eventi o situazioni precedenti possono attivare ricordi o sensazioni che influenzano la nostra reazione emotiva attuale. L'autoconsapevolezza ci permette di esplorare come il nostro passato può essere legato alle emozioni del presente. Possiamo riflettere su come esperienze passate hanno influenzato le nostre convinzioni, i nostri schemi di pensiero e i nostri comportamenti.

Le credenze profonde che abbiamo su noi stessi e sul mondo circostante possono giocare un ruolo importante nel plasmare le nostre emozioni. Queste credenze spesso si formano in età precoce e possono essere radicate nel nostro subconscio. Attraverso l'autoconsapevolezza, possiamo esplorare queste credenze e chiederci se sono ancora valide e utili nella nostra vita attuale. Se scopriamo credenze limitanti, possiamo lavorare per cambiarle e sostituirle con pensieri più positivi e costruttivi.

Un altro aspetto dell'autoconsapevolezza è l'esplorazione delle dinamiche relazionali. Le interazioni con gli altri possono scatenare una serie di emozioni, spesso radicate in complessi sistemi di aspettative e dinamiche di potere. Attraverso l'autoconsapevolezza, possiamo indagare su come le relazioni influenzano le nostre emozioni e cercare di comprendere quali bisogni e desideri possono essere coinvolti.

La pratica dell'autoconsapevolezza richiede tempo e impegno costante. Può essere utile tenere un diario delle emozioni, annotando le situazioni che scatenano emozioni intense e riflettendo su cosa potrebbe aver contribuito a quelle reazioni. Questo ci aiuta a tracciare modelli e connessioni tra le diverse esperienze e a sviluppare una comprensione più profonda delle nostre emozioni

Lavorare sull'autoconsapevolezza richiede anche gentilezza e pazienza verso noi stessi. Non si tratta di giudicarci per le emozioni che proviamo o di cercare la perfezione, ma di esplorare con curiosità e apertura. Attraverso questa pratica, possiamo sviluppare una maggiore consapevolezza dei nostri processi emotivi, scoprire le influenze nascoste che agiscono su di noi e lavorare per trasformare le emozioni negative in opportunità di crescita e cambiamento.

In conclusione, lavorare sull'autoconsapevolezza per comprendere le radici delle emozioni è un viaggio profondo nell'interno di sé. Questa pratica ci aiuta a scoprire le influenze nascoste che plasmano le nostre emozioni e a sviluppare una maggiore consapevolezza dei modelli di pensiero, delle esperienze passate e delle credenze che influenzano la nostra risposta emotiva. Attraverso l'autoconsapevolezza, possiamo sviluppare una comprensione più profonda di noi stessi, lavorare per cambiare schemi di pensiero limitanti e coltivare una relazione più sana ed empatica con le nostre emozioni. È un processo che richiede impegno e dedizione, ma le ricompense sono una maggiore autenticità e una connessione più profonda con il nostro mondo interiore.

Accogliere le emozioni negative come insegnanti preziose è un atto di profonda saggezza e auto-cura. Spesso, tendiamo a evitare o a respingere le emozioni negative, cercando di liberarcene il più velocemente possibile. Tuttavia, queste emozioni hanno molto da insegnarci e possono rivelarsi fonti di crescita e trasformazione. Attraverso l'atteggiamento di accoglienza e apertura, possiamo scoprire il valore nascosto nelle emozioni negative e trasformarle in strumenti di sviluppo personale.

Le emozioni negative, come la rabbia, la tristezza, la paura e la frustrazione, sono spesso viste come ostacoli da superare. Tuttavia, quando le vediamo come insegnanti preziose, apriamo la porta a un'opportunità di apprendimento profondo. Ogni emozione porta con sé un messaggio, e spesso è attraverso le emozioni negative che riceviamo le lezioni più preziose.

L'accoglienza delle emozioni negative richiede un atteggiamento di apertura e di curiosità. Quando sperimentiamo un'emozione negativa, invece di reprimere o evitare, possiamo chiederci: "Cosa mi sta cercando di dire questa emozione?" "Quali bisogni o desideri potrebbero essere coinvolti?" Ad esempio, la rabbia potrebbe segnalare una situazione in cui i nostri confini sono stati violati, mentre la tristezza potrebbe indicare un bisogno di elaborare una perdita.

Spesso, dietro le emozioni negative si nasconde un aspetto di noi stessi che richiede attenzione. Le emozioni possono agire come specchi, riflettendo le parti di noi che potrebbero essere state trascurate o negate. Accogliere le emozioni negative ci permette di esplorare queste parti e di integrarle in modo più completo nella nostra esperienza.

Un modo per accogliere le emozioni negative è attraverso la pratica della mindfulness. Quando sperimentiamo un'emozione negativa, possiamo cercare di rimanere presenti e osservare cosa sta accadendo nel nostro corpo e nella nostra mente. Senza giudicare o reprimere l'emozione, possiamo semplicemente notare le sensazioni fisiche e i pensieri che emergono. Questo ci aiuta a mantenere una distanza dagli impulsi reattivi e a sviluppare una relazione più equilibrata con le nostre emozioni.

Inoltre, possiamo esplorare il messaggio che ogni emozione porta con sé. Ad esempio, la paura potrebbe portare l'opportunità di esplorare cosa ci sta limitando e cosa possiamo fare per superare queste limitazioni. La tristezza potrebbe invitare a riflettere sulle nostre perdite e a trovare modi per guarire e crescere. Accogliere le emozioni negative ci aiuta a scoprire risorse interne e strategie per affrontare le sfide.

Un aspetto importante è la gentilezza verso sé stessi durante questo processo. Accogliere le emozioni negative può essere difficile, ma ricordiamo che queste emozioni sono parte dell'esperienza umana. Non dobbiamo giudicarci per averle, ma possiamo trattarci con gentilezza e compassione. Come faremmo con un amico in difficoltà, possiamo offrire a noi stessi parole di conforto e sostegno.

In conclusione, accogliere le emozioni negative come insegnanti preziose è un atto di crescita personale e auto-amore. Queste emozioni contengono messaggi e opportunità di apprendimento che possono arricchire la nostra vita. Attraverso la pratica della mindfulness, dell'auto-esplorazione e dell'apertura, possiamo scoprire il valore nascosto nelle emozioni negative e imparare a lavorare con esse anziché contro di esse. Accogliendo queste emozioni come parte di noi, possiamo trasformarle in strumenti di crescita, sviluppo personale e consapevolezza.

"Cambiare le Prospettive: Liberarsi dai Pensieri Limitanti"

Nel cammino verso la scoperta di sé e il raggiungimento del benessere interiore, un passaggio cruciale è quello di identificare e affrontare i pensieri limitanti e i paradigmi mentali che possono ostacolare il nostro progresso. Spesso, ciò che ci trattiene da una vita più appagante non sono solo le sfide esterne, ma anche le convinzioni interne che ci limitano. Identificare questi pensieri e schemi mentali è un atto di grande potere, poiché ci consente di smantellare le barriere che ci impediscono di raggiungere il nostro pieno potenziale.

I pensieri limitanti sono come filtri attraverso i quali vediamo il mondo. Questi pensieri negativi possono riguardare noi stessi, gli altri e le situazioni. Ad esempio, potremmo credere di non essere all'altezza, di non meritare il successo o di essere intrinsecamente difettosi. Queste convinzioni ci condizionano inconsciamente, influenzando le nostre azioni e le nostre reazioni.

Un passo fondamentale è diventare consapevoli dei pensieri che popolano la nostra mente. Spesso, questi pensieri scorrono in sottofondo senza che ci rendiamo conto. L'auto-osservazione è la chiave per rivelare i pensieri limitanti. Possiamo prendere il tempo di riflettere su ciò che pensiamo quando affrontiamo una sfida o quando ci sentiamo insoddisfatti. Questa consapevolezza ci permette di individuare i modelli di pensiero che possono ostacolare il nostro benessere.

Un altro passo cruciale è mettere in discussione questi pensieri. Chiediamoci: "È davvero vero quello che sto pensando?" "Ci sono evidenze contrarie a questa convinzione?" Spesso, scopriamo che i nostri pensieri limitanti non sono basati su fatti reali, ma su percezioni distorte o esperienze passate. Sfida questi pensieri con gentilezza e apertura, e cerca prove che dimostrino che non sono veri.

I paradigmi mentali sono modelli di pensiero più ampi che influenzano la nostra visione del mondo e il nostro comportamento. Questi paradigmi sono spesso radicati nelle nostre esperienze e credenze passate. Ad esempio, potremmo avere un paradigma che ci porta a credere che il successo richieda sacrificio e duro lavoro, o che il cambiamento sia spaventoso e da evitare.

Per identificare i paradigmi mentali, è necessario uno sforzo di auto-riflessione profonda. Chiediamoci: "Quali sono le convinzioni che guidano le mie scelte?" "Come mi vedo nel mondo?" "Quali sono le credenze ereditate dalla mia famiglia o dalla società?" Queste domande ci aiutano a scovare i paradigmi nascosti che stanno plasmando la nostra percezione e le nostre azioni.

Una volta identificati i pensieri limitanti e i paradigmi mentali, è possibile iniziare a cambiarli. Questo processo richiede tempo e dedizione, ma è un passo essenziale verso la crescita personale. Una strategia efficace è sostituire i pensieri limitanti con affermazioni positive e potenti. Ad esempio, se abbiamo il pensiero limitante di non essere all'altezza, possiamo sostituirlo con l'affermazione: "Sono capace e degno di successo."

Inoltre, possiamo cercare prove che contraddicono i pensieri limitanti e i paradigmi mentali. Esaminiamo le nostre esperienze passate in cui abbiamo dimostrato di essere all'altezza o abbiamo affrontato il cambiamento con successo. Queste prove ci mostrano che i nostri pensieri limitanti non sono universali e che abbiamo la capacità di superarli.

Un aspetto importante è la pazienza con sé stessi durante questo processo. Cambiare i pensieri limitanti e i paradigmi mentali richiede tempo e sforzo costante. È normale che alcuni giorni siano più difficili di altri, ma l'importante è perseverare. Ricorda che stai lavorando per liberarti da schemi che ti hanno tenuto indietro per molto tempo, e ogni piccolo passo è un passo verso una maggiore libertà e autenticità.

In conclusione, identificare i pensieri limitanti e i paradigmi mentali è un passo essenziale verso la trasformazione personale. Questi pensieri influenzano profondamente il nostro benessere e la nostra percezione del mondo. Attraverso l'auto-osservazione, il confronto e la sostituzione di pensieri limitanti con affermazioni positive, possiamo cambiare la nostra prospettiva e sperimentare una maggiore fiducia in noi stessi. Sviluppare una consapevolezza dei paradigmi mentali nascosti ci permette di liberarci dalle restrizioni che ci impediscono di raggiungere il nostro potenziale. È un viaggio che richiede dedizione, ma i risultati sono una mente più libera e un cuore più aperto verso nuove possibilità.

Esplorare alternative prospettive è come aprire finestre nelle pareti della nostra mente, permettendo alla luce della comprensione di penetrare dove prima c'erano solo ombre. Spesso, ci troviamo bloccati in un unico modo di vedere le cose, limitando così le nostre opzioni e il nostro potenziale. Tuttavia, l'atto di aprire la mente a nuove prospettive è una pratica liberatoria che ci permette di ampliare la nostra visione del mondo, di scoprire nuove opportunità e di sviluppare una maggiore flessibilità mentale.

Le prospettive sono come le lenti attraverso le quali osserviamo la realtà. Tuttavia, queste lenti non sono fisse, ma possono essere cambiate e regolate per ottenere una visione più completa e ricca. Esplorare alternative prospettive significa cercare attivamente di vedere una situazione da angolazioni diverse e cercare di comprendere come potrebbe apparire da un'altra prospettiva.

Un primo passo in questa direzione è sviluppare un atteggiamento di apertura. Spesso, siamo vincolati alle nostre convinzioni e alle nostre opinioni, che possono diventare barriere mentali. L'apertura ci invita a lasciar andare l'attaccamento a un'unica verità e ad essere disposti ad esplorare nuovi punti di vista. Questo richiede umiltà e la consapevolezza che la realtà è spesso più sfaccettata di quanto possiamo immaginare.

Un modo per esplorare alternative prospettive è mettersi nei panni degli altri. Immagina come potrebbe vedere una situazione una persona con un background o una prospettiva diversa dalla tua. Questo esercizio di empatia ci aiuta a sfidare le nostre convinzioni preconcette e a considerare i fattori che potremmo non aver preso in considerazione. L'empatia apre la porta alla comprensione e alla connessione con gli altri.

Un altro approccio è esplorare le prospettive attraverso la riflessione. Prenditi il tempo di pensare a una situazione da diverse angolazioni. Chiediti: "Quali sono le possibili spiegazioni dietro questa situazione?" "Quali potrebbero essere i motivi e le intenzioni delle persone coinvolte?" Questo esercizio di riflessione ci aiuta a vedere al di là delle apparenze e a scoprire nuovi strati di significato.

Le alternative prospettive possono anche emergere dal dialogo con gli altri. Parlando con persone che hanno opinioni diverse, possiamo acquisire nuovi punti di vista e sfidare le nostre idee preconcette. Ascoltare le esperienze e le opinioni degli altri ci allarga l'orizzonte e ci permette di vedere la complessità delle questioni.

Inoltre, possiamo esplorare alternative prospettive attraverso la lettura e l'apprendimento. Espandere la nostra conoscenza su una varietà di argomenti ci aiuta a vedere il mondo da diverse angolazioni. I libri, gli articoli e le risorse online possono offrire nuove idee, prospettive culturali e prospettive storiche che arricchiscono la nostra comprensione.

Un elemento cruciale nell'esplorare alternative prospettive è la flessibilità mentale. Questo significa essere disposti a cambiare idea quando emergono nuove prove o nuove informazioni. La flessibilità mentale ci permette di adattarci alle nuove realtà e di evitare di rimanere bloccati in posizioni rigide.

In conclusione, esplorare alternative prospettive è una pratica che ci arricchisce e ci apre a nuove possibilità. Questo processo richiede apertura mentale, empatia e flessibilità. Attraverso l'auto-riflessione, l'esercizio dell'empatia, il dialogo con gli altri e l'apprendimento continuo, possiamo sfidare le nostre convinzioni e aprirci a nuove visioni del mondo. L'esplorazione delle alternative prospettive è come affrontare un viaggio mentale avvincente, in cui ogni nuova prospettiva ci insegna qualcosa di nuovo e ci arricchisce come individui. In un mondo che cambia rapidamente, questa pratica ci aiuta a rimanere aperti, flessibili e pronti ad abbracciare il cambiamento.

Praticare il cambiamento di prospettiva nelle sfide quotidiane è come dotarsi di un set di strumenti mentali che ci permette di affrontare le sfide con maggiore agilità e creatività. Spesso, ci troviamo di fronte a situazioni che sembrano difficili o irrisolvibili, ma attraverso il cambiamento di prospettiva possiamo trasformare il nostro approccio e trovare nuove vie di soluzione. Questa pratica non solo ci aiuta ad affrontare le sfide in modo più efficace, ma ci insegna anche a sviluppare una mentalità flessibile e aperta al cambiamento.

Il cambiamento di prospettiva coinvolge la capacità di vedere una situazione da angolazioni diverse e di considerare diverse opzioni. Spesso, ciò che rende una sfida particolarmente frustrante è il fatto che ci focalizziamo solo su un aspetto limitato della situazione. Il cambiamento di prospettiva ci invita a allargare il nostro campo visivo e ad esaminare la situazione da più punti di vista.

Un primo passo in questa pratica è la consapevolezza. Quando affrontiamo una sfida, prendiamoci un momento per riflettere su come la stiamo percependo. Chiediamoci: "Qual è la mia prospettiva attuale su questa situazione?" "C'è un altro modo di vedere questo problema?" Questa auto-riflessione ci aiuta a diventare consapevoli delle nostre prospettive predefinite e ci apre alla possibilità di considerarne altre.

Una strategia efficace per praticare il cambiamento di prospettiva è mettersi nei panni di un osservatore esterno. Immagina di guardare la situazione dall'esterno, come se fossi un consulente che offre consigli. Questo ti permette di vedere la situazione con maggiore oggettività e distanza emotiva. Spesso, questa prospettiva esterna rivela nuove opzioni e soluzioni che potresti non aver considerato inizialmente.

Un'altra tecnica è chiedersi: "Come affronterebbe questa sfida una persona che è esperta in questo campo?" Questo ti aiuta a prendere in prestito l'esperienza e la saggezza di altri e a considerare approcci diversi. Anche se potresti non avere l'esperienza di un esperto, questa domanda ti spinge a pensare fuori dagli schemi e a esplorare nuovi approcci.

Il linguaggio che usiamo per descrivere una sfida può influenzare la nostra prospettiva. Se ci concentriamo solo sugli aspetti negativi o difficili, la situazione sembrerà più avversa di quanto sia in realtà. Invece, possiamo cercare di riformulare la situazione in modo più positivo. Ad esempio, anziché dire "Questa sfida è impossibile da risolvere," possiamo dire "Questa sfida richiede una soluzione creativa."

La pratica del cambiamento di prospettiva richiede tempo e pazienza. Non sempre sarà facile vedere le cose da una nuova angolazione, specialmente quando si tratta di sfide emotivamente cariche. Tuttavia, ogni piccolo sforzo conta. Anche se inizialmente potrebbe sembrare difficile, con il tempo questa pratica diventerà più naturale e automatica.

Un aspetto importante è la flessibilità mentale. Il cambiamento di prospettiva richiede la volontà di abbandonare le prospettive predefinite e di esplorare nuovi modi di vedere le cose. Questo richiede un atteggiamento aperto e curioso, insieme alla consapevolezza che non esiste una sola "verità" in molte situazioni complesse.

In conclusione, praticare il cambiamento di prospettiva nelle sfide quotidiane è un modo potente per sviluppare una mente flessibile e adattabile. Questa pratica ci consente di esplorare nuove opzioni, di scoprire soluzioni creative e di affrontare le sfide con maggiore agilità. Attraverso l'auto-riflessione, l'uso di prospettive esterne e il cambiamento del linguaggio, possiamo imparare a vedere le sfide da diverse angolazioni. Ricorda che ogni nuova prospettiva può aprirti a opportunità che potresti non aver considerato in precedenza. Come uno scultore che modella l'argilla, puoi modellare la tua prospettiva per adattarla alle sfide che incontri sulla strada della vita.

"Mente Quieta, Mente Serena: Tecniche di Meditazione e Mindfulness"

L'introduzione alla meditazione come pratica di quiete mentale è come aprire la porta a un santuario interiore di serenità e consapevolezza. In un mondo frenetico e costantemente connesso, la meditazione offre un rifugio in cui possiamo ritirarci per trovare un momento di calma e riflessione. Questa antica pratica, intrisa di saggezza e spiritualità, è diventata sempre più rilevante nel contesto moderno, poiché ci insegna a coltivare una mente quieta e tranquilla in mezzo alla tempesta della vita.

La meditazione è una pratica che coinvolge l'attenzione e la concentrazione. Si tratta di dedicare un periodo di tempo a uno stato di consapevolezza senza giudizio, in cui si osservano i pensieri, le emozioni e le sensazioni corporee che emergono. L'obiettivo non è eliminare i pensieri, ma piuttosto osservarli senza reagire o giudicare.

Un aspetto fondamentale dell'introduzione alla meditazione è comprendere che non c'è un modo "giusto" o "sbagliato" di praticarla. Ogni persona ha una propria esperienza unica durante la meditazione, e ciò che funziona per una persona potrebbe non funzionare per un'altra. L'importante è trovare un approccio che ti risuoni e che si adatti alle tue esigenze.

La meditazione offre una varietà di benefici per la mente e il corpo. Uno dei principali benefici è la riduzione dello stress. Durante la meditazione, il nostro sistema nervoso tende a passare dalla risposta di "combattimento o fuga" alla risposta di "riposo e digestione". Questo ha un effetto calmante sul corpo e sulla mente, aiutandoci a ridurre lo stress e l'ansia.

Inoltre, la meditazione migliora la concentrazione e la consapevolezza. Attraverso la pratica di focalizzare l'attenzione su un singolo oggetto, come il respiro o una parola, alleniamo la nostra mente a rimanere presente. Questo si traduce in una maggiore capacità di concentrarsi sulle attività quotidiane e di essere più consapevoli di ciò che accade intorno a noi.

La meditazione può anche aiutare a migliorare l'autostima e l'autocompassione. Spesso, siamo molto critici verso noi stessi e ci giudichiamo duramente. La meditazione ci insegna a osservare questi pensieri senza identificarci con essi, e ci permette di coltivare una gentilezza amorevole verso noi stessi.

Un modo per iniziare l'introduzione alla meditazione è attraverso la pratica del respiro consapevole. Trova un luogo tranquillo in cui sederti o sdraiarti in modo comodo. Chiudi gli occhi e inizia a concentrarti sul tuo respiro. Nota come l'aria entra ed esce dalle narici, e come il tuo petto e il tuo addome si alzano e si abbassano con ogni respiro. Quando la tua mente inizia a vagare, riporta gentilmente l'attenzione al respiro.

Un'altra pratica comune è la meditazione della consapevolezza del corpo. In questa pratica, dedica del tempo a portare consapevolezza alle diverse parti del corpo, notando le sensazioni, le tensioni o le sensazioni di rilassamento. Questo aiuta a connettersi con il corpo e ad essere più presenti nel momento presente.

La meditazione guidata è un'opzione ideale per chi è nuovo alla pratica. Queste meditazioni guidate sono disponibili in formato audio e ti guidano attraverso la pratica passo dopo passo. Molte risorse online offrono meditazioni guidate su una varietà di argomenti, come la gestione dello stress, la fiducia in sé stessi e la consapevolezza.

Un altro approccio è la pratica della meditazione camminata. Questo coinvolge camminare lentamente e consapevolmente, concentrando l'attenzione sui movimenti del corpo e delle sensazioni del camminare. La meditazione camminata è particolarmente utile per coloro che trovano difficile stare fermi durante la meditazione tradizionale.

In conclusione, l'introduzione alla meditazione come pratica di quiete mentale ci offre un modo per ritirarci dal trambusto della vita e connetterci con la nostra parte più calma e riflessiva. Questa pratica antica offre benefici tangibili per la mente, il corpo e lo spirito, aiutandoci a ridurre lo stress, a migliorare la concentrazione e a coltivare la gentilezza verso noi stessi. L'importante è iniziare con pazienza e senza aspettative troppo alte. Trova l'approccio che funziona meglio per te, che sia la meditazione del respiro, la meditazione guidata, la meditazione camminata o altri tipi di pratica. Con il tempo e la dedizione, scoprirai che la meditazione diventerà una preziosa risorsa nella tua cassetta degli attrezzi per il benessere mentale.

Sperimentare la mindfulness come chiave per il momento presente è come aprire la porta a un'esperienza profondamente arricchente e significativa della vita. Nella frenesia della modernità, spesso ci troviamo in una modalità di "autopilota", in cui affrontiamo le nostre giornate senza prestare davvero attenzione a ciò che sta accadendo intorno a noi. La mindfulness, tuttavia, ci offre l'opportunità di svegliarci dal sonnambulismo mentale e di entrare in contatto con il momento presente in tutta la sua bellezza e ricchezza.

La mindfulness è una pratica che coinvolge l'attenzione e la consapevolezza. Si tratta di portare l'attenzione deliberatamente al qui e ora, senza giudizio. È l'atto di osservare e accettare ciò che accade in ogni momento, senza cercare di cambiarlo o giudicarlo. La pratica della mindfulness ci insegna a essere pienamente presenti, ad ascoltare con attenzione, a vedere con chiarezza e a vivere con intenzionalità.

Un aspetto cruciale della mindfulness è l'accettazione. Spesso, cerchiamo di resistere alle sensazioni scomode o ai pensieri indesiderati, cercando di sfuggirne o di cambiarli. La mindfulness ci invita invece ad accogliere tutto ciò che emerge nel momento presente, senza giudizio. Questo atteggiamento di accettazione ci aiuta a liberarci dal conflitto interiore e a sperimentare una maggiore pace.

Una pratica comune è la mindfulness del respiro. Trova un luogo tranquillo e comodo per sederti o sdraiarti. Chiudi gli occhi e inizia a concentrarti sul tuo respiro. Nota come l'aria entra ed esce dalle narici, come il petto e l'addome si espandono e si contraggono con ogni respiro. Quando la tua mente inizia a vagare, riporta gentilmente l'attenzione al respiro.

La mindfulness può anche essere applicata alle attività quotidiane. Ad esempio, puoi praticare la mindfulness durante un pasto. Prenditi il tempo di notare i colori, gli odori, i sapori e le consistenze del cibo. Mangia lentamente e con attenzione, sperimentando ogni morso in modo completo. Questo ti aiuta a sintonizzarti con le tue sensazioni fisiche e a sperimentare il cibo in modo più profondo.

La pratica della mindfulness può essere estesa anche alla natura. Prenditi del tempo per fare una passeggiata all'aperto e osserva i dettagli intorno a te. Nota i colori delle foglie, il suono degli uccelli, il vento sul tuo viso. Questo tipo di consapevolezza ti connette con l'ambiente circostante e ti aiuta a vivere il momento presente in modo più completo.

La mindfulness può anche essere applicata alle emozioni e alle sensazioni corporee. Quando ti senti stressato o ansioso, prenditi un momento per chiudere gli occhi e portare la tua attenzione al corpo. Nota dove si manifesta lo stress o l'ansia nel corpo. Questo atto di consapevolezza ti aiuta a distanziarti dalle emozioni e a trattarle con gentilezza e comprensione.

Un altro approccio alla mindfulness è la pratica della meditazione guidata. Queste meditazioni ti guidano attraverso l'esperienza della mindfulness, offrendo istruzioni passo dopo passo. Molte risorse online offrono meditazioni guidate su una varietà di argomenti, come la gestione dello stress, la consapevolezza del corpo e la gentilezza amorevole.

In conclusione, sperimentare la mindfulness come chiave per il momento presente è un modo per immergersi completamente nella propria esperienza di vita. Questa pratica ci aiuta a rompere il ciclo del pensiero incessante e ci permette di godere appieno dei momenti preziosi che la vita ci offre. La mindfulness ci insegna ad essere pienamente presenti, a vedere con occhi nuovi e a vivere in modo intenzionale. Attraverso la pratica della mindfulness, possiamo scoprire una nuova profondità nella nostra esperienza quotidiana e coltivare una maggiore gratitudine per la bellezza della vita.

Integrare le tecniche di meditazione nella routine quotidiana è come tessere un filo di serenità attraverso il tessuto delle nostre giornate. Spesso, ci troviamo immersi in impegni frenetici e responsabilità che sembrano lasciare poco spazio per la pratica della meditazione. Tuttavia, l'introduzione di tecniche meditative nella routine quotidiana non solo è possibile, ma può anche apportare benefici significativi per la nostra salute mentale, emotiva e fisica.

La meditazione non richiede necessariamente un impegno di tempo considerevole. Anche dedicare solo pochi minuti al giorno alla pratica meditativa può avere un impatto positivo sulla tua giornata. L'obiettivo non è necessariamente di ottenere risultati immediati, ma piuttosto di creare uno spazio in cui puoi coltivare la presenza e la consapevolezza.

Un modo efficace per integrare la meditazione nella routine quotidiana è scegliere un momento specifico del giorno in cui dedicarsi alla pratica. Molte persone trovano utile meditare al mattino appena svegli, o prima di andare a dormire. Questi momenti possono fungere da "rituali" che segnalano il passaggio da un'attività all'altra, aiutandoti a creare una separazione mentale tra la frenesia e la tranquillità.

La pratica della meditazione può anche essere combinata con altre attività quotidiane. Ad esempio, puoi meditare mentre ti trovi in coda, aspettando il bus o facendo la doccia. Questo è chiamato "mindfulness in azione", dove porti la tua attenzione pienamente alla tua attività attuale, indipendentemente da quanto banale possa sembrare. Questo ti aiuta a coltivare la consapevolezza nel contesto della vita quotidiana.

Un'altra strategia è quella di impostare dei promemoria per la meditazione. Se spesso dimentichi di dedicare del tempo alla pratica, puoi impostare un allarme sul tuo telefono o scrivere un promemoria nel tuo calendario. Questi promemoria ti ricorderanno di fare una breve pausa e di dedicare del tempo alla meditazione.

La meditazione camminata è un'opzione ideale per coloro che preferiscono l'attività fisica insieme alla pratica meditativa. Durante una passeggiata, porta l'attenzione ai movimenti del corpo e alle sensazioni del camminare. Questo ti aiuta a combinare l'esercizio fisico con la pratica della consapevolezza.

La meditazione di breve durata può essere particolarmente utile nei momenti di stress o di ansia. Quando ti senti sopraffatto, cerca un luogo tranquillo e prenditi qualche minuto per concentrarti sul respiro o per osservare le sensazioni corporee. Questa breve pausa può aiutarti a ritrovare la calma e la chiarezza mentale.

Un elemento importante nell'integrazione delle tecniche di meditazione nella routine quotidiana è la flessibilità. La vita è imprevedibile e ci saranno giorni in cui non sarai in grado di dedicare molto tempo alla meditazione. Tuttavia, l'obiettivo è di fare del tuo meglio e di mantenere la coerenza. Anche se hai solo pochi minuti, sfrutta al massimo quel tempo per coltivare la presenza e la consapevolezza.

Infine, ricorda che la meditazione non è una pratica che richiede perfezione. Non c'è un modo "giusto" o "sbagliato" di meditare. L'importante è trovare un approccio che funzioni per te e che si adatti al tuo stile di vita. Sebbene possa sembrare una sfida all'inizio, con il tempo e la dedizione scoprirai che l'integrazione delle tecniche di meditazione nella tua routine quotidiana diventerà un'abitudine preziosa.

In conclusione, integrare le tecniche di meditazione nella routine quotidiana è un modo per coltivare la presenza e la consapevolezza in mezzo alle sfide e alle responsabilità della vita moderna. Anche dedicando solo pochi minuti al giorno alla pratica meditativa, puoi sperimentare benefici significativi per la tua

salute mentale e emotiva. Scegli un momento o un'attività che si adatta al tuo stile di vita e impegnati a fare della meditazione una parte preziosa della tua giornata. Con pazienza, coerenza e flessibilità, potrai godere dei frutti di questa pratica nella tua ricerca di una mente tranquilla e serena.

"Relazioni Leggere: Migliorare l'Empatia nei Rapporti Interpersonali"

L'importanza dell'empatia come base per relazioni sane è un principio fondamentale che ci invita a vedere il mondo attraverso gli occhi degli altri e a coltivare una connessione profonda con coloro che ci circondano. Nell'era digitale, in cui le comunicazioni spesso avvengono attraverso schermi e messaggi, l'empatia emerge come una qualità vitale per creare legami significativi e relazioni durature.

L'empatia è l'abilità di comprendere e condividere le emozioni, i pensieri e le esperienze di un'altra persona. Non si tratta solo di capire concettualmente ciò che qualcun altro sta vivendo, ma di entrare in contatto con il suo mondo emotivo e cognitivo. Questo coinvolge l'ascolto attivo, la sensibilità verso i sentimenti altrui e la capacità di mettersi nei panni dell'altro.

Nel contesto delle relazioni interpersonali, l'empatia crea un terreno fertile per la comprensione reciproca e la costruzione di legami forti. Quando mostri empatia verso qualcuno, gli dai il messaggio che le sue emozioni sono valide e importanti. Questo crea un ambiente in cui le persone si sentono accettate e supportate, il che può rafforzare la fiducia e la vicinanza.

Un elemento chiave dell'empatia è l'ascolto attivo. Quando pratichi l'ascolto attivo, presti attenzione non solo alle parole, ma anche ai segnali non verbali, ai toni di voce e alle espressioni facciali. Questo ti aiuta a cogliere le sfumature delle emozioni dell'altro e a rispondere in modo appropriato. L'ascolto attivo dimostra che sei sinceramente interessato a comprendere e supportare l'altra persona.

L'empatia non implica necessariamente che tu debba condividere le stesse esperienze o sentimenti dell'altro. Si tratta piuttosto di essere aperti e sensibili alle loro prospettive e di rispondere con comprensione e gentilezza. Questo può contribuire a creare un clima di apertura e comunicazione autentica nelle relazioni.

L'empatia è particolarmente cruciale nelle relazioni di conflitto. Quando ci troviamo in disaccordo con qualcuno, l'empatia ci aiuta a vedere oltre le differenze di opinione e a concentrarci sulle emozioni e le esigenze di entrambe le parti. Questo può facilitare la risoluzione dei conflitti in modo pacifico e rispettoso.

Inoltre, l'empatia può essere un antidoto potente contro il giudizio e la critica. Quando ci sforziamo di comprendere le prospettive altrui, diventa meno probabile che facciamo conclusioni affrettate o che emettiamo giudizi negativi. Questo crea uno spazio in cui le persone si sentono accettate per chi sono, senza il timore di essere giudicate.

Per sviluppare l'empatia, è importante praticare la consapevolezza. Prenditi il tempo di riflettere sulle tue interazioni con gli altri e di esaminare come potresti migliorare la tua capacità di essere empatico. Chiediti come ti sentiresti se fossi nella loro situazione e cerca di vedere le situazioni dalla loro prospettiva.

Una pratica che può aiutarti a sviluppare l'empatia è l'esercizio della "meditazione della compassione". Questa pratica coinvolge il concentrarsi su una persona, immaginare le sfide o le difficoltà che sta affrontando e inviare pensieri di gentilezza e supporto. Questo esercizio può aumentare la tua sensibilità verso gli altri e promuovere la connessione emotiva.

In conclusione, l'empatia è un pilastro cruciale per relazioni sane e significative. Questa qualità ci permette di comprendere profondamente gli altri, di creare un ambiente di accettazione e supporto e di navigare con successo attraverso conflitti e differenze. Attraverso la pratica dell'ascolto attivo, della consapevolezza e della compassione, possiamo coltivare l'empatia e arricchire le nostre relazioni con un senso genuino di connessione e comprensione reciproca.

Pratiche per ascoltare attivamente e comprendere gli altri costituiscono un tassello fondamentale nel mosaico delle abilità relazionali. Nell'era dell'informazione e della comunicazione istantanea, il valore di un ascolto autentico spesso passa in secondo piano. Tuttavia, l'arte di ascoltare attentamente è essenziale per costruire connessioni significative e per coltivare relazioni sane e gratificanti.

L'ascolto attivo va ben oltre il semplice atto di "sentire" le parole dell'altro. Si tratta di impegnarsi pienamente nell'esperienza di ascolto, di essere presenti nel momento e di dare all'altra persona la tua attenzione totale. Questo significa lasciare da parte le distrazioni e le preoccupazioni personali e concentrarsi interamente su ciò che l'altro sta comunicando.

Una delle pratiche chiave per l'ascolto attivo è il mantenimento del contatto visivo. Quando guardi negli occhi della persona che sta parlando, dimostri il tuo impegno nel processo di ascolto. Il contatto visivo crea un senso di connessione e di rispetto reciproco, comunicando che ciò che l'altro dice è importante per te.

Oltre al contatto visivo, è cruciale evitare interruzioni durante l'ascolto. Lascia che l'altra persona finisca di esprimere i propri pensieri prima di rispondere. Inoltre, evita di interrompere con giudizi, consigli non richiesti o storie personali correlate. Questo permette all'altra persona di sentirsi veramente ascoltata e rispettata.

Un'altra pratica essenziale è quella di porre domande aperte. Le domande aperte incoraggiano l'altro a espandere ulteriormente i propri pensieri e sentimenti. Ad esempio, invece di chiedere "Hai avuto una giornata buona?", potresti chiedere "Come è stata la tua giornata?". Questo invita l'altra persona a condividere più dettagli e a esprimere le proprie emozioni in modo più completo.

La riparazione riflessiva è una tecnica potente nell'ascolto attivo. Questa tecnica coinvolge il riassumere ciò che hai sentito l'altro dire e ripetere le sue parole con le tue. Questo dimostra che hai ascoltato attentamente e che sei interessato a capire. Ad esempio, potresti dire: "Quindi, quello che stai dicendo è che ti senti stressato a causa del lavoro?"

Oltre alle parole, sii attento ai segnali non verbali. L'espressione facciale, il linguaggio del corpo e il tono di voce possono comunicare emozioni e sfumature che vanno oltre le parole pronunciate. Osserva questi segnali per ottenere una comprensione più completa di ciò che l'altro sta vivendo.

Una pratica spesso trascurata è quella di lasciare spazio al silenzio. Il silenzio può essere molto eloquente e può dare all'altra persona il tempo di esprimersi in modo più completo. Non avere paura del silenzio durante una conversazione. Lascia che l'altro lo riempia con i propri pensieri e sentimenti.

Infine, un elemento chiave dell'ascolto attivo è la mancanza di giudizio. Cerca di liberarti da preconcetti, opinioni predefinite o il desiderio di risolvere il problema dell'altro. L'obiettivo dell'ascolto attivo è comprendere e supportare, non giudicare o dare consigli non richiesti.

In conclusione, le pratiche per ascoltare attivamente e comprendere gli altri rappresentano un'arte preziosa che può migliorare drasticamente le tue relazioni. L'ascolto attivo crea uno spazio in cui l'altra persona si sente veramente vista, ascoltata e rispettata. Questo favorisce la costruzione di legami più forti e profondi, mentre alimenta una comunicazione aperta e autentica. Attraverso la pratica costante di ascolto attivo, puoi coltivare un ambiente di relazione in cui entrambi i partecipanti si sentono valorizzati e compresi, arricchendo così la qualità delle tue interazioni umane.

La comunicazione empatica è come un ponte che collega le persone su un livello profondo e autentico. Nel contesto delle relazioni, la capacità di comunicare con empatia è una skill che può trasformare le interazioni quotidiane in momenti di connessione e comprensione autentica. La comunicazione empatica va oltre le parole, coinvolgendo il cuore e l'anima nella condivisione di esperienze e sentimenti.

A differenza della comunicazione convenzionale, in cui l'obiettivo potrebbe essere semplicemente trasmettere informazioni, la comunicazione empatica pone al centro l'esperienza emotiva di entrambe le parti coinvolte. Questo tipo di comunicazione richiede attenzione e consapevolezza, non solo verso ciò che l'altro sta dicendo, ma anche verso le emozioni che stanno emergendo dietro le parole.

La base della comunicazione empatica è l'ascolto attivo. Quando pratichi l'ascolto empatico, presti non solo attenzione alle parole dell'altro, ma anche alle sfumature delle emozioni che stanno trasmettendo. Cerchi di comprendere le loro esperienze e sentimenti, piuttosto che cercare di risolvere i problemi o offrire soluzioni.

Un componente chiave della comunicazione empatica è l'uso di domande aperte e risposte riflessive. Le domande aperte incoraggiano l'altro a esprimere sé stesso in modo più profondo, mentre le risposte riflessive dimostrano che stai ascoltando attentamente e cercando di comprendere. Ad esempio, se qualcuno esprime preoccupazione per il lavoro, potresti rispondere con "Mi sembra che tu stia vivendo una situazione stressante al lavoro. Puoi dirmi di più su cosa ti preoccupa?"

La comunicazione empatica richiede anche la capacità di mettersi nei panni dell'altro. Cerca di immaginare come potrebbe sentirsi l'altra persona in base a ciò che sta condividendo. Questo ti aiuta a creare un ponte di comprensione e a evitare di saltare a conclusioni affrettate o giudizi.

La validazione delle emozioni è un elemento cruciale della comunicazione empatica. Quando l'altra persona esprime emozioni, conferma che le hai notate e che sono valide. Ad esempio, puoi dire "Posso vedere che questo ti sta causando frustrazione" o "Mi sembra che tu sia davvero felice di questa notizia".

Inoltre, cerca di evitare il giudizio e di essere aperto alle diverse prospettive. La comunicazione empatica implica rispettare le opinioni dell'altro, anche se non sei d'accordo. Non cercare di correggere o convincere, ma piuttosto cerca di comprendere e condividere.

Un elemento spesso trascurato nella comunicazione empatica è l'uso del linguaggio del corpo. Le espressioni facciali, i gesti e il tono di voce possono trasmettere empatia e comprensione. Mantieni un'espressione facciale aperta e rilassata, fai contatto visivo e usa gesti tranquilli per dimostrare che sei presente e coinvolto.

Infine, cerca di rispondere con gentilezza e pazienza. La comunicazione empatica richiede tempo e sforzo per svilupparsi. Non avere fretta di rispondere o di offrire soluzioni. A volte, il semplice atto di ascoltare e rispondere con empatia è tutto ciò di cui l'altro ha bisogno.

In conclusione, la comunicazione empatica è una via per costruire connessioni più profonde e autentiche nelle relazioni. Quando ci impegniamo a comprendere e condividere le emozioni dell'altro, creiamo uno spazio in cui entrambe le parti si sentono ascoltate, rispettate e accettate. Questa forma di comunicazione richiede pratica e impegno costanti, ma i benefici sono degni dell'investimento. Attraverso la comunicazione empatica, possiamo trasformare le interazioni quotidiane in momenti di vera connessione e comprensione, arricchendo così la qualità delle nostre relazioni personali e professionali.

"Affrontare il Dubbio: Costruire Fiducia in Te Stessa"

Esplorare l'origine dei dubbi e dell'autocritica è un passo importante nel percorso verso la costruzione di fiducia in sé stessi e nell'affermazione della propria autenticità. Molte di noi si trovano spesso a lottare con pensieri di dubbio e autocritica che possono minare la nostra autostima e ostacolare il nostro potenziale. Tuttavia, scavare più a fondo nell'origine di questi dubbi può rivelare informazioni preziose e aprirci la strada verso una maggiore fiducia in noi stessi.

Spesso, i dubbi e l'autocritica trovano le loro radici in esperienze passate. Eventi o situazioni in cui ci siamo sentiti non all'altezza o inadeguati possono lasciare un'impronta duratura sulla nostra percezione di noi stessi. Ad esempio, un fallimento o una critica ricevuta in giovane età potrebbero ancora influenzare la nostra visione di ciò che siamo capaci di fare.

Esplorare l'origine di questi dubbi ci consente di identificare i modelli di pensiero che si sono formati nel corso del tempo. Possiamo chiederci se queste convinzioni negative sono veramente basate sulla realtà o se sono il risultato di interpretazioni errate o distorte. Spesso scopriamo che queste convinzioni non sono supportate da prove concrete e che sono solo il risultato di autovalutazioni severe.

Un altro aspetto da considerare è l'impatto dell'ambiente circostante. Le influenze culturali, sociali e familiari possono giocare un ruolo significativo nella formazione dei dubbi e dell'autocritica. Le aspettative imposte dagli altri o dalle norme sociali possono indurre a confrontarci costantemente con standard irrealistici, alimentando così dubbi e insicurezze.

L'esplorazione dell'origine dei dubbi e dell'autocritica richiede sincerità e auto-riflessione. Prenditi il tempo per analizzare i momenti in cui questi pensieri emergono con maggiore intensità. Chiediti quali eventi o influenze potrebbero aver contribuito a tali pensieri e come si sono radicati nel tuo subconscio. Ricorda che questo è un processo personale e delicato, quindi sii gentile con te stessa mentre affronti queste sfide.

Una volta che hai individuato le origini dei dubbi e dell'autocritica, puoi iniziare a sfidarli con un occhio più critico. Analizza le prove che supportano o confutano questi pensieri negativi. Potresti scoprire che hai sovrastimato la loro validità o che hai tratto conclusioni affrettate. Questo passo può essere liberatorio, poiché ti rendi conto che i tuoi dubbi non sono inevitabilmente veri.

Affrontare i dubbi e l'autocritica richiede anche la pratica di auto-compassione. Trattati con lo stesso rispetto e gentilezza che riserveresti a un amico. Riconosci che nessuno è perfetto e che tutti commettono errori. Ricorda che le tue imperfezioni non definiscono la tua intera identità e che hai il potere di crescere e migliorare costantemente.

Lavorare sull'origine dei dubbi e dell'autocritica richiede tempo e pazienza. Può essere utile coinvolgere un amico di fiducia, un membro della famiglia o un professionista della salute mentale in questo processo. Parlarne con gli altri può offrire prospettive diverse e supporto durante il tuo percorso di scoperta e guarigione.

In conclusione, esplorare l'origine dei dubbi e dell'autocritica è un passo audace verso la costruzione di fiducia in sé stessi. Questo processo può rivelare le radici profonde di pensieri negativi che possono avere un impatto sottile ma potente sulla nostra autostima e sul nostro benessere. Attraverso l'auto-riflessione, l'auto-compassione e il confronto con le influenze esterne, possiamo iniziare a smantellare questi modelli di pensiero dannosi e a costruire una visione più autentica e positiva di noi stessi. Siate gentili con voi stessi mentre affrontate questo viaggio, poiché la vostra crescita personale merita di essere incoraggiata e celebrata.

Affrontare i pensieri negativi e autolimitanti richiede coraggio e impegno, ma può portare a una trasformazione profonda nella nostra mentalità e nella nostra percezione di noi stessi. Questi pensieri possono fungere da catene invisibili che ci trattengono dal realizzare il nostro pieno potenziale e vivere una vita soddisfacente. Tuttavia, con le giuste strategie e una volontà sincera di cambiamento, possiamo sfidare e superare queste sfide.

Uno dei primi passi nel combattere i pensieri negativi è diventare consapevoli di essi. Molte volte, questi pensieri si insinuano nella nostra mente in modo subdolo e automatico, diventando una parte del nostro dialogo interno. Prenditi il tempo di osservare i tuoi pensieri e identifica quelli che sono critici, autolimitanti o auto-degradanti. Riconoscere l'esistenza di questi pensieri è il primo passo per affrontarli.

Una volta che hai identificato i pensieri negativi, puoi sfidarli attivamente. Questo coinvolge metterli in discussione e cercare prove contrarie. Ad esempio, se pensi di non essere abbastanza brava in un determinato campo, chiediti quali risultati positivi hai ottenuto in passato e quali competenze possiedi. Trovare prove che confutino i pensieri negativi può minare la loro forza e incoraggiare una prospettiva più positiva.

La pratica dell'affermazione positiva può anche aiutare a contrastare i pensieri autolimitanti. Creare dichiarazioni positive e motivanti su te stessa e ripeterle regolarmente può contribuire a cambiare il tuo atteggiamento. Ad esempio, anziché pensare "Non sono brava abbastanza per questo lavoro", puoi sostituirlo con "Sono competente e ho dimostrato la mia abilità in molte situazioni".

La consapevolezza è una chiave fondamentale nel combattere i pensieri negativi. Pratica la consapevolezza di sé per monitorare costantemente i tuoi pensieri e i modelli di pensiero negativi che emergono. Osserva quando questi pensieri si manifestano e cerca di affrontarli con gentilezza e compassione anziché con auto-critica.

Un altro approccio utile è il riorientamento cognitivo. Questo coinvolge il cambio di prospettiva da una visione negativa a una positiva. Ad esempio, se pensi di non essere all'altezza di una sfida, chiediti cosa potresti imparare da questa esperienza e come potresti crescere attraverso di essa. Trovare il lato positivo in situazioni difficili può ridurre l'effetto paralizzante dei pensieri autolimitanti.

L'auto-compassione è essenziale nel percorso di affrontare i pensieri negativi. Trattati con lo stesso amore e rispetto che riserveresti a un amico in difficoltà. Sii gentile con te stessa quando affronti pensieri autolimitanti e ricordati che tutti affrontano momenti di insicurezza.

Il sostegno sociale può svolgere un ruolo fondamentale in questo processo. Parla apertamente con amici, familiari o professionisti di fiducia riguardo ai tuoi pensieri negativi e autolimitanti. Condividere le tue sfide può aiutarti a sentirsi meno sola e può offrirti diverse prospettive e suggerimenti per affrontarle.

Infine, pratica la pazienza e la perseveranza. Cambiare i modelli di pensiero negativi richiede tempo e sforzo costante. Potresti sperimentare alti e bassi lungo il percorso, ma ciò è naturale. Mantenere l'obiettivo di superare i pensieri autolimitanti e coltivare una mentalità più positiva ti porterà a risultati duraturi.

In conclusione, affrontare i pensieri negativi e autolimitanti è un atto di auto-empowerment che può portare a una trasformazione profonda nella tua vita. Riconoscendo, sfidando e sostituendo questi pensieri, puoi liberarti dalle catene dell'insicurezza e dell'autocritica. Attraverso la pratica costante di auto-consapevolezza, auto-compassione e riorientamento cognitivo, puoi costruire una mentalità più positiva e resiliente. Sii paziente con te stessa durante questo percorso e ricorda che meriti di credere in te stessa e nelle tue capacità.

"Semplicità nella Vita Quotidiana: Semplificare e Concentrarsi sull'Essenziale"

Nel mondo frenetico e complesso in cui viviamo, riconoscere il valore di semplificare la vita quotidiana diventa un atto di auto-preservazione e autenticità. Spesso ci ritroviamo intrappolati in una spirale di attività, obblighi e distrazioni che ci allontana dalla connessione con noi stessi e con ciò che davvero conta. Semplificare la vita è un modo per ritrovare il focus, il significato e la serenità che spesso si perdono nell'incalzare quotidiano.

La semplificazione non si tratta solo di liberarsi da oggetti materiali, ma di creare spazio mentale ed emotivo per le cose che veramente contano. Significa fare scelte consapevoli su come spendiamo il nostro tempo, la nostra energia e le nostre risorse. Questo atto di consapevolezza ci consente di allineare le nostre azioni con i nostri valori e di perseguire attivamente ciò che ci rende davvero felici.

Un primo passo per semplificare la vita è valutare ciò che è essenziale e ciò che è superfluo. Questo può applicarsi sia agli oggetti fisici che alle attività quotidiane. Esaminiamo le nostre routine e gli impegni per identificare ciò che ci nutre e ci arricchisce, e cosa invece ci spreca tempo ed energia. Ridurre il carico di impegni e dedicarci a ciò che è veramente significativo ci aiuta a creare uno spazio per il benessere emotivo e spirituale.

L'arte della semplificazione richiede anche la capacità di dire "no". Spesso ci troviamo a dire sì a troppe cose, diluendo così la nostra attenzione e la nostra energia. Imparare a stabilire confini sani e a prendere decisioni basate sulla priorità può liberarci dall'eccesso di stress e ci permette di concentrarci sulle cose che ci portano gioia e realizzazione.

La semplificazione ci invita a fare una pausa e a rallentare. La nostra cultura spesso glorifica l'essere occupati, ma ciò può portare a un senso di affaticamento mentale ed emotivo. Prenditi il tempo per respirare, rilassarti e essere presente nel momento presente. Questo può avvenire attraverso la meditazione, la mindfulness o semplicemente attraverso una passeggiata tranquilla nella natura.

Un elemento chiave della semplificazione è anche l'eliminazione dell'eccesso di stimoli. Nel mondo digitalizzato di oggi, siamo costantemente bombardati da notifiche, messaggi e informazioni. Scegliere di disconnettersi periodicamente dai dispositivi e dalle piattaforme sociali può aiutare a ripristinare la calma interiore e a favorire una maggiore chiarezza mentale.

La semplificazione si estende anche al nostro spazio fisico. Liberarsi dell'eccesso di oggetti e disordine può avere un impatto significativo sulla nostra tranquillità mentale. Ogni oggetto che possediamo ha un impatto sulla nostra energia e sulla nostra attenzione. Mantenere uno spazio ordinato e liberarsi delle cose che non servono può creare un ambiente più sereno e rilassante.

Oltre all'aspetto materiale, semplificare la vita quotidiana riguarda anche la gestione delle relazioni. Stabilire confini chiari e cercare relazioni autentiche e positive può aiutare a evitare il dispendio di energia in rapporti tossici o superficiali. Investire tempo ed emozioni in connessioni significative contribuisce alla nostra felicità e benessere complessivi.

Infine, la semplificazione richiede una costante auto-riflessione. Chiediti regolarmente quali sono le cose che ti portano vera gioia e soddisfazione. Cosa puoi fare per creare spazio per queste cose nella tua vita? Quali abitudini, impegni o oggetti puoi eliminare per favorire la tua pace interiore?

In conclusione, riconoscere il valore di semplificare la vita quotidiana è un passo significativo verso una maggiore autenticità e benessere. Attraverso la consapevolezza, la riduzione dell'eccesso e la creazione di spazio per ciò che è veramente significativo, possiamo riportare l'equilibrio nella nostra vita. La semplificazione ci aiuta a liberarci dalla corsa sfrenata e ci offre la possibilità di approfondire la connessione con noi stessi e con ciò che ci circonda. Sii gentile con te stessa mentre intraprendi questo percorso, poiché la semplificazione è un atto di cura e rispetto verso la tua anima e il tuo benessere complessivo.

Abbracciare il minimalismo mentale è una sfida importante nell'epoca in cui siamo costantemente sommersi da informazioni, stimoli e preoccupazioni. Il concetto di minimalismo mentale si basa sull'idea di semplificare e alleggerire la mente dai pensieri inutili e dal caos interiore. Questo atto di consapevolezza e selezione può aiutare a ridurre l'over thinking, migliorare la concentrazione e favorire un senso di calma interiore.

Spesso, ci ritroviamo intrappolati in un turbine di pensieri che si aggrovigliano nella nostra mente. L'over thinking può causare ansia, stress e indecisione. Abbracciare il minimalismo mentale significa iniziare a riconoscere quali pensieri sono essenziali e quali possono essere rilasciati. Questo coinvolge una sorta di "decluttering" mentale, simile a liberarsi di oggetti inutili nello spazio fisico.

Un primo passo nell'abbracciare il minimalismo mentale è diventare consapevoli dei nostri schemi di pensiero. Prenditi il tempo per osservare quali pensieri si ripetono spesso e rifletti su come influenzano il tuo stato emotivo. Chiediti se questi pensieri sono costruttivi o se ti trascinano in un circolo vizioso di preoccupazioni inutili.

Un aspetto chiave del minimalismo mentale è la pratica della mindfulness. Essere presenti nel momento presente, senza giudizio, può aiutare a ridurre la tendenza a divagare nei pensieri passati o futuri. La mindfulness ci insegna a concentrarci su ciò che sta accadendo ora e a lasciar andare le distrazioni mentali che ci impediscono di godere appieno del momento presente.

Un'altra strategia per abbracciare il minimalismo mentale è stabilire limiti. Ad esempio, puoi dedicare un certo periodo di tempo ogni giorno per riflettere e preoccuparti, ma poi impegnarti attivamente a lasciar andare tali pensieri al di fuori di quel tempo designato. Questo aiuta a prevenire che i pensieri negativi si infiltrino costantemente nella tua mente e ti consentono di avere momenti di vera pace.

La pratica del giornale può anche svolgere un ruolo significativo nel minimalismo mentale. Scrivere i tuoi pensieri e preoccupazioni su carta può essere un modo per rilasciarli dalla tua mente e creare uno spazio per la chiarezza. Questo atto di espressione può liberarti dalla necessità di tenerli nella tua mente e favorire una maggiore tranquillità.

L'analisi delle priorità è un altro aspetto dell'abbracciare il minimalismo mentale. Spesso ci sentiamo oberati da una lista infinita di cose da fare e pensieri da affrontare. Prenditi il tempo per valutare cosa è veramente importante e urgente. Concentrati su ciò che contribuisce al tuo benessere e al tuo obiettivo e lascia andare ciò che è superfluo.

Includere momenti di "vuoto" nella tua giornata può anche aiutare ad abbracciare il minimalismo mentale. Questi sono momenti in cui non hai bisogno di fare nulla o pensare a nulla. Può essere semplicemente sedersi in silenzio, fare una breve passeggiata o contemplare la natura. Questi momenti di quiete possono essere rigeneranti e ti aiutano a distanziarti dall'incessante flusso di pensieri.

Infine, imparare a dire "no" ai pensieri che non ti servono è fondamentale. Spesso ci aggrappiamo a pensieri inutili o autolimitanti perché ci sembra che dobbiamo risolverli tutti. Tuttavia, puoi scegliere consapevolmente di non dare importanza a pensieri che non contribuiscono positivamente alla tua vita. Questa pratica richiede disciplina e impegno, ma può liberarti dall'over thinking e dalla confusione mentale.

In conclusione, abbracciare il minimalismo mentale è un modo potente per liberarsi dall'over thinking e ritrovare la calma interiore. Attraverso la consapevolezza, la mindfulness, la pratica del giornale e l'analisi delle priorità, puoi iniziare a selezionare e lasciar andare i pensieri inutili che intasano la tua mente. Questo atto di "de-cluttering" mentale ti permette di concentrarti su ciò che è veramente importante, migliorando così la tua concentrazione, la tua pace interiore e la tua qualità di vita complessiva. Sii paziente con te stessa mentre intraprendi questo percorso, poiché il minimalismo mentale è un atto di gentilezza verso la tua mente e il tuo benessere.

Creare spazi mentali dedicati alle passioni e all'autocura è un atto di amore verso te stessa e un modo per nutrire la tua anima in un mondo frenetico e caotico. Troppo spesso ci lasciamo trascinare dalla routine quotidiana, dagli obblighi e dagli impegni, trascurando le attività e gli interessi che ci riempiono di gioia e ispirazione. Tuttavia, dedicare del tempo e spazio alla coltivazione delle passioni e all'autocura è essenziale per il nostro benessere complessivo.

Le passioni sono ciò che ci rende unici e ci danno un senso di scopo e realizzazione. Trovare spazio nella tua mente per dedicarti alle passioni significa riconoscere che meriti di coltivare ciò che ti fa felice. Ciò potrebbe essere un hobby, un'arte, una disciplina sportiva o qualsiasi attività che ti riempie di entusiasmo. Questo atto di dedizione alle passioni ti aiuta a mantenere viva la tua creatività e a riconnetterti con la tua vera essenza.

Un modo per creare spazi mentali per le passioni è pianificare deliberatamente del tempo per esse nella tua giornata. Trova momenti in cui puoi dedicarti a ciò che ami, anche se è solo per breve tempo. Questo ti dà qualcosa da anticipare e ti offre un momento di fuga dalla routine quotidiana.

L'autocura è altrettanto importante come dedicarsi alle passioni. Prendersi cura di sé stessi è un atto di gentilezza e rispetto verso il proprio corpo, mente e anima. Questo coinvolge la creazione di spazi mentali per il riposo, la riflessione e il rinnovamento.

La pratica dell'autocura può assumere molte forme. Può essere semplicemente sedersi in silenzio, meditare o praticare la mindfulness. Può essere anche dedicarsi a rituali di benessere come l'assunzione di un bagno rilassante, la lettura di un libro preferito o la passeggiata in natura. Questi momenti di autocura sono come un balsamo per l'anima, rigenerandoti e rinnovandoti per affrontare le sfide quotidiane con una mentalità più chiara.

La creatività è spesso stimolata quando creiamo spazi mentali per la riflessione e la tranquillità. Trovare momenti di silenzio e di vuoto nella tua mente può favorire nuove idee e ispirazioni. Questi spazi mentali sono come terreno fertile in cui possono crescere nuove passioni e interessi.

Un altro aspetto dell'autocura è la gestione dello stress. Creare spazi mentali per pratiche di rilassamento e riduzione dello stress, come la respirazione profonda o il rilassamento muscolare progressivo, può aiutare a mantenere l'equilibrio emotivo e a preservare la tua salute mentale.

Riconoscere l'importanza di te stessa è cruciale in questo processo. Spesso ci poniamo come ultima priorità, mettendo gli altri e le loro esigenze al di sopra delle nostre. Tuttavia, creare spazi mentali per dedicarsi alle passioni e all'autocura significa riconoscere che sei importante e che meriti di essere nutrito. Questo atto di autostima può avere un impatto positivo sulla tua fiducia in te stessa e sul tuo benessere globale.

La creazione di spazi mentali richiede anche il coraggio di porre dei limiti. Imparare a dire "no" a impegni e attività che non ti servono ti consente di liberare spazio per ciò che è veramente significativo. Questo è un atto di auto-affermazione che ti aiuta a proteggere il tempo e lo spazio necessario per le tue passioni e l'autocura.

In conclusione, creare spazi mentali per dedicarsi alle passioni e all'autocura è un atto di auto-amore che ha un impatto profondo sul nostro benessere emotivo, mentale e spirituale. Riconoscere l'importanza delle passioni e dell'autocura ti permette di coltivare la tua creatività, la tua gioia e la tua connessione con te stessa. Attraverso la pianificazione, la pratica dell'autocura e l'arte di dire "no", puoi creare uno spazio mentale in cui fioriscono la tua autenticità e la tua felicità. Sii gentile con te stessa mentre intraprendi questo percorso, poiché dedicare tempo a te stessa è un investimento nel tuo benessere duraturo.

"Una Vita di Equilibrio: Coltivare la Gioia e la Gratitudine"

Creare spazi mentali dedicati alle passioni e all'autocura è un atto di amore verso te stessa e un modo per nutrire la tua anima in un mondo frenetico e caotico. Troppo spesso ci lasciamo trascinare dalla routine quotidiana, dagli obblighi e dagli impegni, trascurando le attività e gli interessi che ci riempiono di gioia e ispirazione. Tuttavia, dedicare del tempo e spazio alla coltivazione delle passioni e all'autocura è essenziale per il nostro benessere complessivo.

Le passioni sono ciò che ci rende unici e ci danno un senso di scopo e realizzazione. Trovare spazio nella tua mente per dedicarti alle passioni significa riconoscere che meriti di coltivare ciò che ti fa felice. Ciò potrebbe essere un hobby, un'arte, una disciplina sportiva o qualsiasi attività che ti riempie di entusiasmo. Questo atto di dedizione alle passioni ti aiuta a mantenere viva la tua creatività e a riconnetterti con la tua vera essenza.

Un modo per creare spazi mentali per le passioni è pianificare deliberatamente del tempo per esse nella tua giornata. Trova momenti in cui puoi dedicarti a ciò che ami, anche se è solo per breve tempo. Questo ti dà qualcosa da anticipare e ti offre un momento di fuga dalla routine quotidiana.

L'autocura è altrettanto importante come dedicarsi alle passioni. Prendersi cura di sé stessi è un atto di gentilezza e rispetto verso il proprio corpo, mente e anima. Questo coinvolge la creazione di spazi mentali per il riposo, la riflessione e il rinnovamento.

La pratica dell'autocura può assumere molte forme. Può essere semplicemente sedersi in silenzio, meditare o praticare la mindfulness. Può essere anche dedicarsi a rituali di benessere come l'assunzione di un bagno rilassante, la lettura di un libro preferito o la passeggiata in natura. Questi momenti di autocura sono come un balsamo per l'anima, rigenerandoti e rinnovandoti per affrontare le sfide quotidiane con una mentalità più chiara.

La creatività è spesso stimolata quando creiamo spazi mentali per la riflessione e la tranquillità. Trovare momenti di silenzio e di vuoto nella tua mente può favorire nuove idee e ispirazioni. Questi spazi mentali sono come terreno fertile in cui possono crescere nuove passioni e interessi.

Un altro aspetto dell'autocura è la gestione dello stress. Creare spazi mentali per pratiche di rilassamento e riduzione dello stress, come la respirazione profonda o il rilassamento muscolare progressivo, può aiutare a mantenere l'equilibrio emotivo e a preservare la tua salute mentale.

Riconoscere l'importanza di te stessa è cruciale in questo processo. Spesso ci poniamo come ultima priorità, mettendo gli altri e le loro esigenze al di sopra delle nostre. Tuttavia, creare spazi mentali per dedicarsi alle passioni e all'autocura significa riconoscere che sei importante e che meriti di essere nutrito. Questo atto di autostima può avere un impatto positivo sulla tua fiducia in te stessa e sul tuo benessere globale.

La creazione di spazi mentali richiede anche il coraggio di porre dei limiti. Imparare a dire "no" a impegni e attività che non ti servono ti consente di liberare spazio per ciò che è veramente significativo. Questo è un atto di auto-affermazione che ti aiuta a proteggere il tempo e lo spazio necessario per le tue passioni e l'autocura.

In conclusione, creare spazi mentali per dedicarsi alle passioni e all'autocura è un atto di auto-amore che ha un impatto profondo sul nostro benessere emotivo, mentale e spirituale. Riconoscere l'importanza delle passioni e dell'autocura ti permette di coltivare la tua creatività, la tua gioia e la tua connessione con te stessa. Attraverso la pianificazione, la pratica dell'autocura e l'arte di dire "no", puoi creare uno spazio mentale in cui fioriscono la tua autenticità e la tua felicità. Sii gentile con te stessa mentre intraprendi questo percorso, poiché dedicare tempo a te stessa è un investimento nel tuo benessere duraturo.

L'equilibrio nella vita è un concetto profondo e significativo che spesso ci sfugge nel trambusto della nostra esistenza quotidiana. Nella società moderna, siamo costantemente spinti a raggiungere di più, fare di più e essere di più, ma questo incessante slancio può portare a uno squilibrio che ha ripercussioni sul nostro benessere emotivo, fisico e spirituale. Introdurre il concetto di equilibrio nella vita significa riconoscere l'importanza di armonizzare le diverse sfere della nostra esistenza per creare un senso duraturo di benessere e serenità.

L'equilibrio nella vita non si riferisce solo a come gestiamo il nostro tempo, ma anche a come distribuiamo la nostra energia e attenzione. Spesso ci troviamo ad affrontare una serie di ruoli e responsabilità, come lavoratori, genitori, partner, amici e individui. Trovare l'equilibrio significa riconoscere che ognuna di queste sfere è importante e merita la nostra attenzione. Non si tratta di dare la stessa quantità di tempo a ciascuna, ma di assegnare a ciascuna sfera l'attenzione e l'energia che merita in base alle nostre priorità e ai nostri valori.

Un elemento cruciale nell'equilibrio è l'autenticità. Spesso ci sforziamo di adattarci a ciò che gli altri si aspettano da noi, perdendo di vista ciò che veramente vogliamo e chi siamo davvero. Trovare l'equilibrio significa onorare i tuoi desideri, valori e bisogni. Questo richiede il coraggio di mettere da parte le aspettative esterne e di ascoltare la tua voce interiore. L'equilibrio deriva dall'allineamento con la tua autenticità e dalla coerenza con ciò che senti profondamente.

La pratica dell'auto-riflessione è fondamentale per raggiungere l'equilibrio nella vita. Spesso ci muoviamo freneticamente da un impegno all'altro senza prendere il tempo per riflettere su come ci sentiamo e su ciò che stiamo vivendo. Prenditi regolarmente dei momenti di quiete per esaminare le diverse sfere della tua vita. Chiediti se stai dedicando abbastanza tempo a ciò che è veramente importante per te e se ci sono aree che richiedono un aggiustamento.

L'equilibrio richiede anche la capacità di dire "no". Spesso ci sentiamo costretti ad accettare ogni richiesta e impegno che ci viene presentato, ma questo può portare a uno squilibrio eccessivo. Imparare a stabilire confini sani e a dire "no" quando è necessario è fondamentale per proteggere il tuo spazio e il tuo tempo. Questo ti consente di concentrarti su ciò che è realmente significativo e di evitare di disperdere la tua energia.

Un altro aspetto dell'equilibrio è la gestione dello stress. La vita moderna può essere estremamente stressante e, se non affrontato, lo stress può influenzare negativamente tutte le sfere della tua vita. Prenditi il tempo per praticare tecniche di gestione dello stress, come la meditazione, l'esercizio fisico e la ricerca di momenti di relax. Queste pratiche ti aiutano a mantenere una mente e un corpo sani, creando così le basi per un equilibrio duraturo.

L'equilibrio nella vita non è una meta da raggiungere, ma un processo in corso. È importante riconoscere che ci saranno momenti in cui alcune sfere della tua vita richiederanno più attenzione di altre. Ad esempio, potresti dover dedicare più tempo al lavoro durante periodi intensi o dare priorità alla tua famiglia in momenti di necessità. L'equilibrio non è statico, ma è una danza continua tra le diverse sfere della tua vita.

Infine, l'equilibrio richiede gentilezza verso te stessa. Spesso ci colpiamo quando sentiamo di non fare abbastanza in una determinata area o quando ci rendiamo conto che siamo stati troppo impegnati. Ricorda che sei umana e che è normale avere alti e bassi. Sii compassionevole con te stessa mentre cerchi di trovare l'equilibrio e sii disposta a regolare le tue scelte e le tue priorità quando necessario.

In conclusione, introdurre il concetto di equilibrio nella vita è un passo significativo verso il benessere complessivo. Significa riconoscere l'importanza di armonizzare le diverse sfere della tua esistenza, onorare la tua autenticità e trovare spazio per le tue passioni e l'autocura. Attraverso l'auto-riflessione, il coraggio di dire "no" e la gestione dello stress, puoi creare uno stile di vita che riflette le tue priorità e valori. L'equilibrio non è una ricerca di perfezione, ma una ricerca di armonia e autenticità che ti guida verso una vita più soddisfacente e significativa. Sii paziente con te stessa mentre intraprendi questo viaggio, poiché l'equilibrio è una ricerca continua che richiede impegno e gentilezza.

Coltivare la gratitudine nelle piccole cose è un'arte preziosa che può trasformare radicalmente la nostra prospettiva sulla vita. Nell'era moderna, siamo spesso catturati dalla corsa frenetica verso il futuro, cercando sempre di ottenere di più, di essere di più e di possedere di più. Tuttavia, questa incessante ricerca può farci dimenticare di apprezzare le meraviglie che ci circondano ogni giorno. Introdurre pratiche per coltivare la gratitudine nelle piccole cose è un modo per risvegliare un senso di meraviglia e apprezzamento per la vita, portando gioia e profondità alle nostre esperienze quotidiane.

La gratitudine è un'emozione potente che ci connette con il momento presente e ci permette di vedere la bellezza e l'abbondanza che ci circondano. Spesso diamo per scontate le cose che abbiamo, concentrando invece la nostra attenzione su ciò che ci manca. Le pratiche di gratitudine ci insegnano a spostare il nostro focus su ciò che abbiamo, anziché su ciò che manca. Questo cambio di prospettiva può avere un impatto notevole sulla nostra felicità e sulla nostra soddisfazione nella vita.

Un modo per coltivare la gratitudine nelle piccole cose è tenere un diario della gratitudine. Ogni giorno, prenditi il tempo per annotare almeno tre cose per cui sei grato. Possono essere cose semplici come un tramonto spettacolare, una tazza di tè caldo o un sorriso da parte di un estraneo. Questo esercizio ti aiuta a concentrarti sulle piccole gioie della vita e a sviluppare un'attenzione più consapevole alle bellezze che ti circondano.

La pratica della gratitudine può essere estesa anche alle relazioni. Prenditi il tempo per esprimere gratitudine alle persone che ti circondano. Un semplice "grazie" può fare la differenza nella giornata di qualcuno e creare un legame più profondo. Mostrare apprezzamento per le persone che ci stanno vicine ci aiuta a coltivare relazioni più significative e soddisfacenti.

Sintonizzarsi con i sensi è un altro modo per coltivare la gratitudine nelle piccole cose. Prenditi il tempo per notare i dettagli del mondo che ti circonda: il profumo di un fiore, la sensazione del vento sulla pelle, il sapore del cibo. Questo ti aiuta a connetterti con l'esperienza del momento presente e a riconoscere quanto c'è di speciale nelle semplici sensazioni della vita.

Un'altra pratica di gratitudine consiste nel cercare il bello anche nelle situazioni difficili. Anche durante i momenti di sfida, ci sono spesso aspetti positivi o insegnamenti da cui imparare. Trovare qualcosa per cui essere grati anche nelle circostanze più complesse può aiutarti a sviluppare la resilienza e a vedere il lato positivo della vita.

La gratitudine può essere coltivata anche attraverso la pratica della meditazione. Dedica del tempo ogni giorno per meditare sulla gratitudine. Visualizza tutte le cose, le persone e le esperienze per cui sei grato. Questo esercizio ti aiuta a coltivare un senso di apprezzamento profondo e a collocare la gratitudine al centro della tua vita.

Includere atti di gentilezza e generosità nella tua giornata è un modo per coltivare la gratitudine nelle piccole cose. Fare qualcosa di gentile per gli altri ti consente di riconoscere il valore delle relazioni e di sviluppare un senso di gratitudine per le connessioni che condividi con gli altri.

Un'altra pratica per coltivare la gratitudine è dedicare del tempo per fare una pausa e riflettere su ciò che hai. Siediti in silenzio e fai un elenco mentale delle cose per cui sei grato. Questo momento di riflessione ti permette di centrarti nel presente e di nutrire la tua anima con l'abbondanza che hai nella tua vita.

In conclusione, coltivare la gratitudine nelle piccole cose è una pratica che può trasformare la tua prospettiva sulla vita. Attraverso l'attenzione consapevole alle piccole gioie, le relazioni significative e le sensazioni quotidiane, puoi sviluppare un senso di apprezzamento profondo per ciò che hai. La gratitudine ti aiuta a vivere nel momento presente, a vedere la bellezza nelle cose semplici e a nutrire la tua anima con un senso di meraviglia e gratitudine. Sii costante nella tua pratica di gratitudine e ricorda che ogni giorno offre infinite opportunità per trovare la gioia e l'abbondanza nelle piccole cose.

Integrare momenti di gioia e autenticità nella routine quotidiana è una chiave preziosa per creare una vita più soddisfacente e significativa. Troppo spesso ci troviamo immersi nelle responsabilità e negli impegni della vita quotidiana, perdendo di vista la gioia e l'autenticità che dovrebbero essere al centro della nostra esistenza. Introdurre questa pratica significa riconoscere l'importanza di alimentare la tua anima con momenti di gioia e autenticità, anche nelle piccole azioni e attività.

La gioia è una forza potente che può illuminare la nostra vita e portare una profonda sensazione di benessere. Tuttavia, la gioia non è qualcosa che dovremmo aspettarci solo dai grandi eventi o successi. Integrare momenti di gioia nella routine quotidiana significa trovare piacere e contentezza nelle piccole cose. Può essere un sorriso di un amico, il calore del sole sulla pelle o il sapore di un cibo delizioso. Riconoscere e apprezzare queste piccole gioie ti aiuta a creare una costante sensazione di gratitudine e felicità nella tua vita.

L'autenticità è un aspetto cruciale per il benessere emotivo e spirituale. Troppo spesso ci troviamo ad adattarci a ciò che gli altri si aspettano da noi, sacrificando la nostra vera essenza nel processo. Integrare momenti di autenticità nella routine quotidiana significa onorare i tuoi valori, passioni e desideri. Può essere anche l'atto di esprimere apertamente i tuoi sentimenti e opinioni, anziché nasconderli per paura di giudizi o disapprovazione.

Un modo per integrare momenti di gioia e autenticità è creare una lista di attività che ti riempiono di gioia. Questa lista può includere cose semplici come ascoltare la tua musica preferita, leggere un libro che ami o fare una passeggiata in natura. Quando senti il bisogno di un momento di gioia, consulta la tua lista e scegli un'attività che ti ispira.

L'arte di vivere nel momento presente è un modo per integrare momenti di gioia e autenticità nella tua giornata. Spesso ci troviamo con la mente proiettata nel futuro o attaccata al passato, senza prestare attenzione al qui e ora. Prenditi il tempo per rallentare e sintonizzarti con il momento presente. Nota i dettagli intorno a te, sperimenta le sensazioni del tuo corpo e apprezza la bellezza delle piccole cose. Questo ti aiuta a riconnetterti con la gioia che può essere trovata nel momento presente.

Un altro modo per integrare momenti di gioia e autenticità è dedicarsi alle passioni e agli interessi che ti riempiono di energia e ispirazione. Trova il tempo per coltivare le attività che ti fanno sentire più te stessa. Questo può essere dedicare del tempo alla creatività, praticare uno sport che ami o semplicemente trascorrere del tempo con le persone che ti fanno sentire bene.

L'integrazione di momenti di gioia e autenticità richiede anche la capacità di stabilire priorità. Spesso ci troviamo a fare cose che sentiamo di "dovere" fare, senza considerare cosa ci fa davvero felici. Imparare a stabilire priorità in base a ciò che è autentico e significativo per te ti aiuta a creare uno spazio nella tua giornata per le cose che ti portano gioia e soddisfazione.

La pratica dell'autocura è un elemento cruciale nell'integrazione di momenti di gioia e autenticità. Prenditi il tempo per dedicarti a te stessa e alle tue esigenze. Questo può includere momenti di tranquillità, attività che ti rilassano o pratiche di mindfulness. Quando ti prendi cura di te stessa, ti apri a esperienze più autentiche e soddisfacenti.

Infine, la condivisione della gioia con gli altri è un modo per amplificare il senso di autenticità nella tua vita. Condividere momenti di gioia con le persone che ami crea un legame più profondo e ti permette di vivere la gioia in modo più intenso. Può essere anche l'atto di ispirare gli altri a cercare momenti di gioia nella loro vita.

In conclusione, integrare momenti di gioia e autenticità nella routine quotidiana è un atto di amore verso te stessa. Questa pratica ti aiuta a vivere una vita più piena e soddisfacente, creando spazi per la gioia e l'espressione autentica. Attraverso piccole azioni, attenzione consapevole e dedicazione alle tue passioni, puoi trasformare la tua prospettiva sulla vita e creare un flusso costante di benessere. Sii aperta all'esperienza e permetti a momenti di gioia e autenticità di fiorire nella tua vita ogni giorno.

Ringraziamenti

Congratulazioni, carissima lettrice, per aver completato questo straordinario percorso all'interno delle pagine di "Silenzia i Pensieri: Guida per Donne alla Riscoperta di Sé". Hai dimostrato un impegno e una determinazione straordinari nel viaggio verso una mente più serena e autentica. Attraverso ogni capitolo, hai esplorato profondamente te stessa, affrontando i pensieri e le emozioni che possono spesso affollare la mente.

La riscoperta di sé è un viaggio in continua evoluzione, un cammino che richiede pazienza, riflessione e il coraggio di abbracciare la propria unicità. Hai dimostrato di essere disposta ad affrontare la ruminazione, a coltivare momenti di gioia, a esplorare nuove prospettive e a praticare l'empatia sia verso te stessa che verso gli altri. Hai imparato a silenziare il rumore interiore e a creare spazi di tranquillità, consentendo alla tua autenticità di brillare.

Ricorda che questo libro è solo l'inizio del tuo viaggio verso una vita più significativa e appagante. Le pratiche e le conoscenze condivise in queste pagine sono strumenti che puoi continuare ad utilizzare nella tua quotidiana ricerca di equilibrio e serenità. Mantieni viva la tua curiosità, sii gentile con te stessa e abbi fiducia nel potere della trasformazione personale.

Ti incoraggio ad applicare ciò che hai appreso in questo libro alla tua vita quotidiana. Non c'è limite a quanto puoi crescere e migliorare. Sii aperta a sperimentare, a imparare dagli alti e bassi, e a continuare a coltivare la gioia, la gratitudine e l'autenticità. Ogni passo che fai verso una maggiore consapevolezza e un'interiorità tranquilla ti avvicina sempre di più alla migliore versione di te stessa.

Per concludere, desidero ringraziarti di cuore per aver scelto di leggere "Silenzia i Pensieri: Guida per Donne alla Riscoperta di Sé". Spero sinceramente che tu abbia trovato ispirazione e supporto in queste pagine e che possa portare con te gli insegnamenti preziosi in ogni aspetto della tua vita. Continua a crescere, a imparare e a riscoprire te stessa, poiché sei degna di ogni gioia e realizzazione che il cammino ti riserva.

Con gratitudine e affetto,

Giuseppe Agia.

Info

Giuseppe Agia

Salute

Preparati per la Prova Costume come Mai Prima d'Ora: Il Tuo Viaggio Verso il Successo!

Romanzo

L'Equilibrio Segreto

Romanzo

L'Amore che Trascende il Tempo

Favola

Luca e Fido nel Regno delle Meraviglie

Crescita personale

Cambiare per il Successo

Crescita personale

Vivi Senza Rimorsi, Trova la Tua Via Verso la Felicità